Bernd Müller

Wirksamer Schutz vor
Elektrosmog

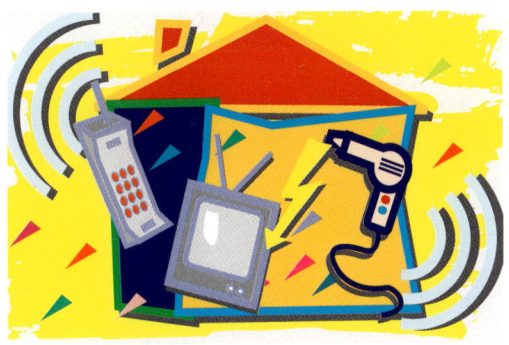

Gesundheitsrisiken erkennen und ausschalten

- Störfelder in Küche, Schlaf- und Kinderzimmer beseitigen

- Praktische Tips für alle wichtigen Haushaltsgeräte

- Hilfen für die Praxis

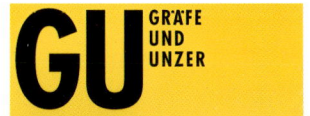

GU GRÄFE UND UNZER

Inhalt

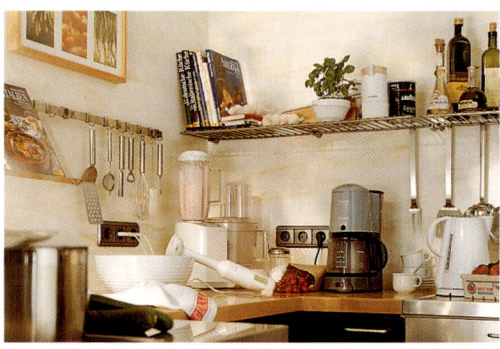

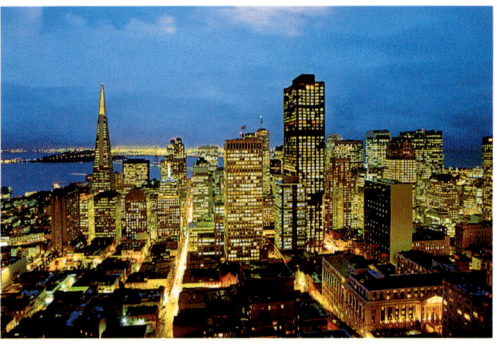

Wichtiger Hinweis

Dieses Buch gibt Ihnen Hinweise, wie sich mögliche Risiken, die von Elektrosmog ausgehen könnten, reduzieren lassen. Dies ersetzt keine Behandlung von körperlichen oder seelischen Beschwerden durch einen Arzt.
Die in diesem Buch genannten Hinweise sind von Autor und Redaktion sorgfältig geprüft worden. Halten Sie sich genau an die Anleitungen. Jeder Leser und jede Leserin sind verpflichtet, in eigener Verantwortung zu entscheiden, ob und inwieweit sie die in diesem Buch dargestellten Hinweise anwenden.

Ein Wort zuvor

Bücher über mögliche Gesundheitsgefährdungen durch Elektrosmog gibt es zuhauf, und meist ist ihr Titel Programm. Manchmal klingt der Titel ganz harmlos: »Die physikalische Wirkung elektromagnetischer Strahlung.« Manchmal geht's schon auf dem Umschlag richtig zur Sache: »Ich stehe unter Strom – Krank durch Elektrosmog.«

Mal wird das Problem im Nebel physikalischer Formeln heruntergespielt, meistens aber wird durch Schilderung dramatischer Krankheitsfälle das Gespenst einer unsichtbaren Bedrohung an die Wand gemalt.

Sie sind ratlos und wissen nicht, wem Sie glauben sollen? Dann geht es Ihnen wie vielen, die sich von den »Experten« im Stich gelassen fühlen. Dieses Buch will Ihnen die längst überfällige Orientierung im Dschungel von Mikrotesla und Megawatt geben. Ziel ist es, Ihr Bewußtsein beim Umgang mit Strom so zu schärfen, daß Sie elektromagnetische Felder in Ihrem Haushalt oder an Ihrem Arbeitsplatz ohne großen Aufwand – und vor allem ohne Komforteinbußen – verringern können. Fragen wie: »Ist die Mikrowelle gefährlich?« oder »Machen Computer krank?« lassen sich meist nicht pauschal mit Ja oder Nein beantworten. Statt dessen gebe ich Ihnen Anleitung, wie Sie Elektrogeräte so einsetzen, daß die Belastung durch Elektrosmog auf ein vernünftiges Maß beschränkt bleibt – und wie Sie dabei auch noch Energie sparen. Im großen »ABC der Elektrogeräte« finden Sie konkrete Gebrauchstips und Verhaltensregeln zu mehr als 60 elektrischen Geräten, mit denen Sie in Haushalt und Büro täglich zu tun haben. Das Buch liefert außerdem viele Hinweise, wie Sie Elektrosmog messen können, welche Abschirmmaßnahmen es gibt, was bei der Hausinstallation zu beachten ist, wie Sie sich in der Nähe von Hochspannungsleitungen verhalten sollten und wie Sie Ihr Schlafzimmer möglichst feldfrei einrichten.

Bernd Müller

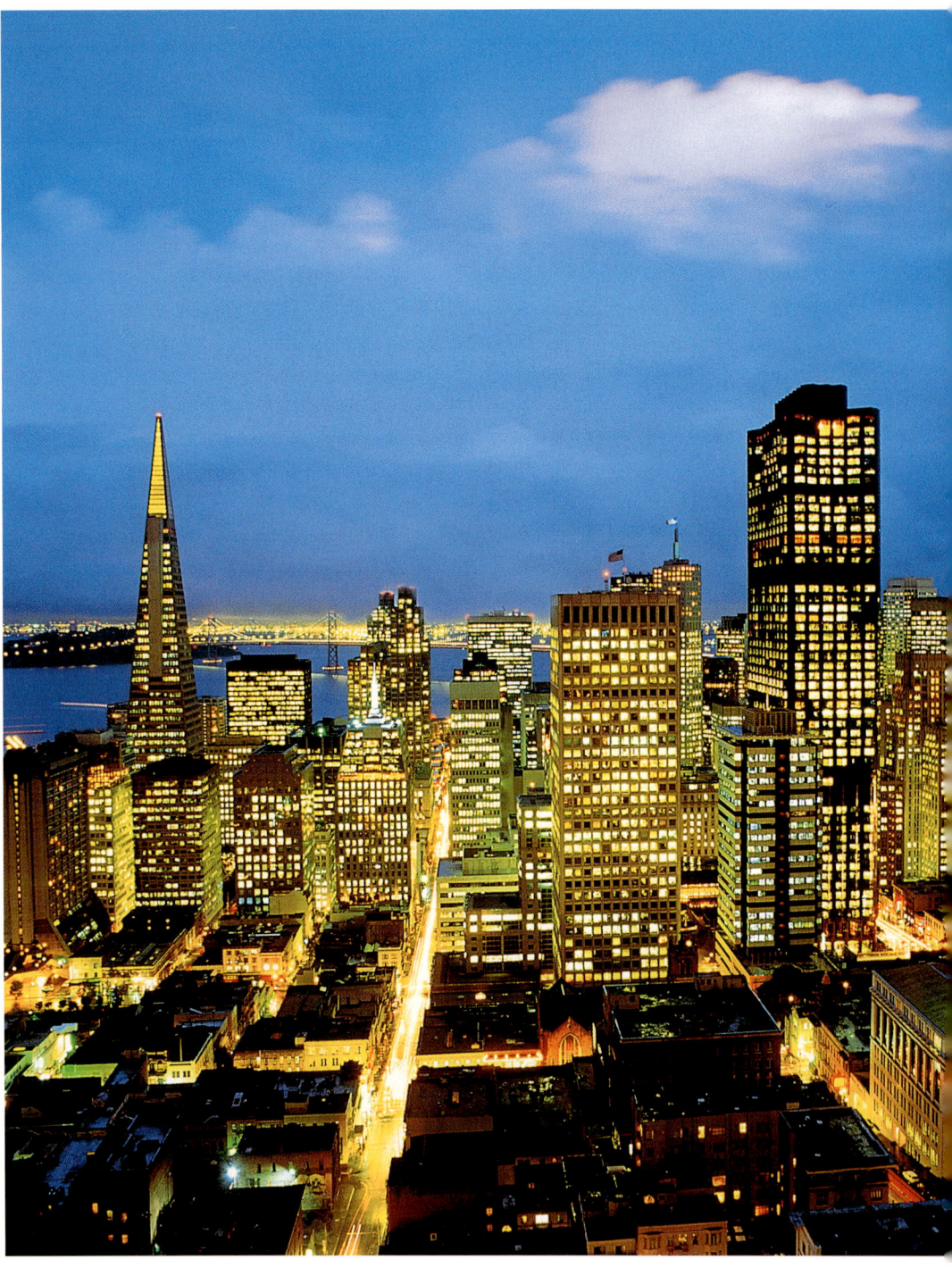

Elektrosmog – zwischen Wahn und Wahrheit

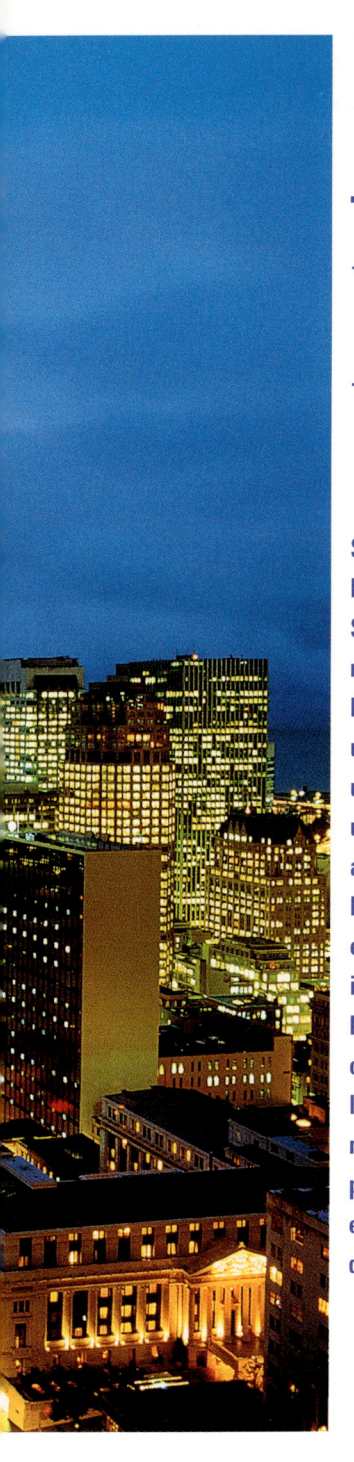

Seit Thomas Edison 1879 die Glühbirne erfand, ist der elektrische Strom aus unserem Alltag nicht mehr wegzudenken. Elektrizität bietet uns ein komfortables Leben und verhilft uns durch Maschinen und Computer zu Leistungen, die unsere Muskeln und unser Gehirn alleine nicht zustande brächten. Doch mit dem Strom kamen die elektromagnetischen Felder und mit ihnen die Zweifel von Biologen, Medizinern und besorgten Bürgern, ob diese unsichtbaren Felder wirklich ungefährlich sind. Könnten sie nicht Wirkungen haben, die sich mit physikalischen Begriffen nicht erfassen lassen? Und wo liegt dann die Grenze zum Unbedenklichen?

Was Sie über Elektrosmog wissen sollten

Unsichtbare
Felder

Elektromagnetische Felder sieht man nicht, man riecht sie nicht und man kann sie nicht hören – jedenfalls solange sie nicht sehr intensiv sind. Weil der Mensch – im Gegensatz zu manchen Tieren – keine direkten Sinne für elektromagnetische Felder, Spannungen und Ströme hat, kann man diese nur mit Meßgeräten bestimmen. Sie sollten ein paar physikalische Grundbegriffe kennen, damit Sie die Tips im zweiten und dritten Kapitel des Buches besser nachvollziehen und einordnen können. Anwenden können Sie die Hinweise natürlich auch ohne diesen kurzen »Theorieteil«. Aber keine Angst – hier kommen keine komplizierten Formeln!

Ganz ohne Physik geht's nicht

Felder entstehen überall dort, wo sich elektrische Ladungen befinden und wo diese in Bewegung sind. Elektrische Ladungen sind Ansammlungen von einzelnen Teilchen – sogenannten Elektronen – die alle eine winzige, immer gleiche negative Ladung tragen. Sie können ohne weiteres selbst Elektronen sammeln: Ziehen Sie sich in einem trockenen, beheizten Raum einen Synthetikpullover über. Wenn Ihnen dabei die Haare zu Berge stehen, liegt es daran, daß Sie durch das Reiben der Haare am Pullover Ladungen getrennt haben. Auf dem einen Material wurden Elektronen gesammelt – es ist negativ geladen –, vom anderen wurden sie abtransportiert – es ist positiv geladen. Zwischen den geladenen Partikeln baut sich ein sogenanntes elektrostatisches Feld auf, das Kräfte zwischen ihnen verursacht. Dabei gilt: Gleiche Ladungen stoßen sich ab, gegensätzliche Ladungen ziehen sich an. Weil die Ladungen in Ihren Haaren alle dasselbe Vorzeichen haben, stoßen sie sich ab – und damit auch die Haare.

Ladungen
lassen Haare
zu Berge
stehen

Halten Sie dagegen den Pullover, den Sie soeben ausgezogen haben, an die Haare, werden diese vom Pullover wie von Geisterhand angezogen. Gegensätzliche Ladungen sind bestrebt, sich zu neutra-

lisieren und wieder gleichmäßig über Haare und Pullover zu verteilen; zwischen ihnen wirkt eine anziehende Kraft. Dieser Ladungsausgleich kann blitzschnell geschehen: Dann springen kleine Fun-
ken über und es »knistert«. Im Dunkeln sind diese Entladungsblitze
sogar zu sehen!

Ladungen im Fluß: Strom und Spannung

Elektronen sitzen nicht immer an derselben Stelle – im Gegenteil:
Sie sind sehr beweglich und fließen über ein metallisches Medium
sehr schnell ab. Voraussetzung ist, daß sie einem »Druck« ausgesetzt sind, der sie von einem Ort zum anderen treibt. Stellen Sie
sich einen Fluß vor: Je steiler das Gefälle, um so schneller fließt das
Wasser von der Quelle zur Mündung. Dem Gefälle entspricht in der
Physik die Spannung. Je höher
sie ist, um so heftiger werden
die Elektronen von einem Pol
zum anderen getrieben – ein
Strom fließt.
Die Spannung hat die Einheit
Volt. Sie ist Ihnen sicher bekannt:
Jedes elektrische Gerät wird mit
einer bestimmten Spannung
betrieben. Die meisten Haushaltsgeräte beziehen aus der
Steckdose eine Spannung von
230 Volt. Die Spannung kann
aber auch geringer sein, zum
Beispiel bei batteriebetriebenen
Geräten. Sie begnügen sich
meist mit 1,5 Volt oder einem
Vielfachen davon, zum Beispiel
4,5 oder 9 Volt.
Beim Fluß entscheidet das
Gefälle darüber, wie schnell das
Wasser zu Tal schießt. Es sagt
aber nichts über die Menge des
Wassers aus. Ist die Quelle groß
und der Fluß breit, entsteht ein

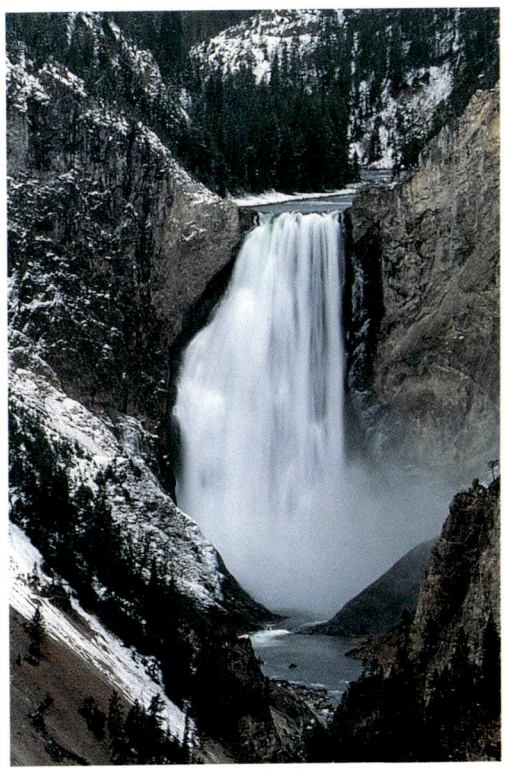

großer Strom. Diesen Strom gibt es analog auch in der Physik. Er gibt an, wieviel Ladungsträger in einer bestimmten Zeitspanne durch das Kabel gelangen. Die Einheit des Stroms ist das Ampere. Auch diese Größe kennen Sie vielleicht: Sicherungen im Verteilerkasten Ihrer Wohnung halten einen Strom von 10 oder 16 Ampere aus, bevor sie durchbrennen oder abschalten.

▶ Im Gegensatz zur Spannung ist der Strom, der durch einen elektrischen Verbraucher fließt, meist nicht angegeben. Sie können ihn aber einfach ausrechnen: Auf allen Geräten ist die elektrische Leistungsaufnahme aufgedruckt. Sie ist das Produkt aus Strom und Spannung und wird in Watt gemessen. Wenn Sie die Leistung (Watt) durch die Betriebsspannung (Volt) teilen, erhalten Sie den Strom (Ampere). Beispiel: Ein Staubsauger leistet 1150 Watt und wird mit 230 Volt Netzspannung betrieben. Dann fließt ein Strom von 5 Ampere (1150 geteilt durch 230) durch das Anschlußkabel.

Leistung ist gleich Spannung mal Strom

Unsichtbare Gummibänder: Elektrisches und magnetisches Feld

Mit Spannung und Strom sind zwei Größen verknüpft, um die es in diesem Buch vor allem gehen wird: das elektrische Feld und das magnetische Feld.
Ein elektrisches Feld entsteht, wenn sich negative Ladungen (Elektronenüberschuß) und positive Ladungen (Elektronenmangel) gegenüberstehen. Zwischen den Ladungen herrscht ein Feld, das man sich wie ein Büschel von Gummibändern vorstellen kann, die an den Ladungen zerren. Es geht aber auch umgekehrt: Stehen sich gleiche Ladungen gegenüber, verhalten sich die Gummibänder wie gespannte Federn, die die Ladungen auseinanderzudrücken versuchen. Den Effekt kennen Sie von den Haaren und dem Pullover.
In beiden Fällen gilt: Ist der Ladungsunterschied sehr groß, ist auch das Feld stark – es zerren oder drücken viele Gummibänder an den Ladungen. Das elektrische Feld wird in der Einheit Volt pro Meter (V/m) gemessen. Höhere Spannung oder kleinerer Abstand ergeben eine hohe Feldstärke und umgekehrt.
Eine positive Eigenschaft von elektrischen Feldern: Sie lassen sich leicht abschirmen. Schon eine dünne Metallfolie genügt, um das Feld zu stoppen – die Gummibänder enden in der Folie.

Metall schirmt elektrische Felder ab

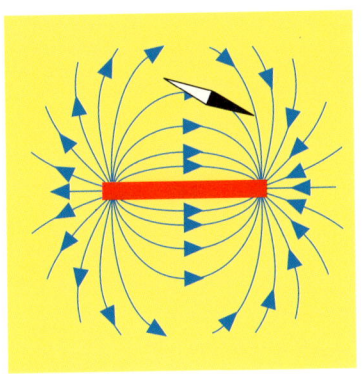 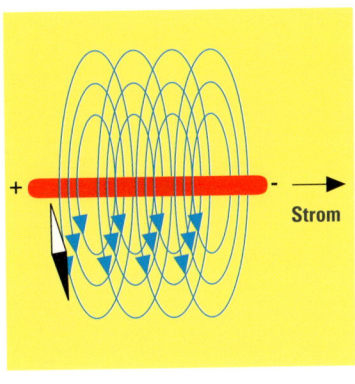

Strom

Magnetische Feldlinien: Bei einem Magneten (links) zeigen sie vom Nord- zum Südpol, beim elektrischen Strom (rechts) umschließen sie das Kabel ringförmig.

Das magnetische Feld entsteht nur, wenn Ladungen in Bewegung sind; es wird durch den Strom erzeugt, wie Ihnen vielleicht vom Elektromagneten her bekannt ist. Dabei gilt: Je höher der Strom, um so höher das Magnetfeld. Deshalb ist es für die Einschätzung von Elektrosmog wichtig, den Stromfluß durch einen elektrischen Verbraucher zu kennen (siehe Berechnung auf Seite 10). Die Stärke des magnetischen Feldes – genauer: der magnetischen Induktion – wird in der abstrakten Einheit Tesla angegeben und steht für die Dichte der magnetischen Feldlinien (»Gummibänder«).

Der Stromfluß bestimmt das Magnetfeld

Die wichtigsten physikalischen Größen auf einen Blick

Physikalische Größe	Maßeinheit	Beispiel
Spannung (U)	Volt (V)	230 Volt (Netzspannung)
Strom (I)	Ampere (A)	0,25 Ampere (60 Watt Glühbirne)
Leistung (P)	Watt (W)	1150 Watt (Staubsauger)
Elektrische Feldstärke (E)	Volt pro Meter (V/m)	180 Volt pro Meter (Heizlüfter)
Magnetische Feldstärke/Induktion (B)	Tesla (T)	18 Mikrotesla (Toaster)
Schwingungsfrequenz (f)	Hertz (Hz)	50 Hertz (Netzwechselspannung)

Magnetfelder lassen sich kaum abschirmen Magnetische Felder haben die unangenehme Eigenschaft, daß sie sich praktisch nicht abschirmen lassen und selbst dickste Wände durchdringen. Doch gerade das Magnetfeld spielt bei der Beurteilung von Elektrosmog eine entscheidende Rolle.

Völlig losgelöst: Elektromagnetische Wellen

Bisher ging es nur um Gleichstrom beziehungsweise um statische Felder: Der Strom fließt immer in dieselbe Richtung von einem Pol zum anderen, und die Felder haben stets die gleiche Orientierung. Im Alltag hat man es aber oft mit Wechselstrom zu tun. Die Pole wechseln ihr Vorzeichen, der Strom fließt in die andere Richtung zurück. Die Frequenz – sie wird in Hertz gemessen – gibt an, wie oft der Strom in jeder Sekunde hin und her schwappt. Beim Stromnetz im Haushalt sind es 50 Hertz.

Wechselspannung und Wechselstrom

Dasselbe gilt für das elektrische und das magnetische Feld. Auch sie wechseln ihre Richtung, wenn ihr Verursacher seine Richtung wechselt: Beim elektrischen Feld kehrt sich die Spannung um, beim magnetischen Feld ist es der Strom. Beide Feldarten sind zwei völlig verschiedene Dinge – jedenfalls solange die Frequenz unter 30 000 Hertz liegt. Bis zu dieser Schranke sind die Felder fest an einen Leiter, zum Beispiel an ein Netzkabel gebunden.

Frei bewegliche elektromagnetische Felder bei hohen Frequenzen Bei hohen Frequenzen ab 30 000 Hertz ist das anders: Elektrisches und magnetisches Feld verschmelzen zu elektromagnetischen Wellen, die sich gegenseitig mit ihrer Energie aufrechterhalten. Bei dieser elektromagnetischen Strahlung ist das gemeinsame Feld nicht mehr an einen Leiter gebunden, sondern bewegt sich frei durch den Raum. Dieses Prinzip nutzen Radiosender, Mobilfunkgeräte, Radar und vieles andere. Eine Mikrowelle wärmt die Speisen zum Beispiel mit elektromagnetischen Wellen einer Frequenz von 2,45 Milliarden Hertz!

Elektromagnetische Felder lassen sich relativ leicht mit Metallfolien abschirmen. Durch Wände treten sie aber fast ungehindert hindurch.

Künstliche und natürliche Felder

Elektrische und magnetische Felder sind keine »Errungenschaft« der modernen Technik, sondern seit Entstehung der Erde ein Teil unserer natürlichen Umwelt. Das bekannteste natürliche Feld ist das Magnetfeld der Erde. Es läßt sich einfach mit dem Kompaß messen, einer magnetischen Nadel, die überall auf der Erde nach Norden zeigt. In unseren Breiten hat das Erdmagnetfeld einen Wert von rund 50 Mikrotesla (50 Millionstel Tesla), an den Polen ist es stärker (62 Mikrotesla), am Äquator geringer (31 Mikrotesla).

So alt wie unser Planet: das Erdmagnetfeld

Das Erdmagnetfeld hat eine Feldstärke, wie sie auch von vielen im Haushalt üblichen elektrischen Geräten erreicht wird, zum Beispiel von einem Toaster oder einem Heizlüfter in 30 Zentimeter Entfernung. Im Gegensatz zu diesen Geräten erzeugt der riesige Dynamo im Innern der Erde ein statisches Feld, das seine Richtung nicht ändert – jedenfalls nicht in menschlichen Zeitmaßstäben. Generell kann man sagen, daß technisch erzeugte Felder fast immer Wechselfelder sind, während die Felder in der Natur normalerweise statisch sind und ihre Richtung nicht umkehren.

Daß biologische Organismen auf Gleichfelder reagieren, zeigen die Zugvögel: Sie orientieren sich bei ihren Wanderungen am Magnetfeld der Erde. Auch bestimmte Pflanzenarten werden in ihrem Wachstum vom Feld der Erde beeinflußt, und manche Raubfische spüren ihre Beute anhand elektrischer Felder auf.

Natürliche Gleichfelder sind unbedenklich

Nach allem was man heute weiß, sind die natürlich vorkommenden statischen Felder ungefährlich für den Menschen. Es wäre auch müßig, darüber nachzudenken, ob irgendwelche Krankheiten seltener wären, wenn man das Erdmagnetfeld abschalten könnte.

Turbulente Atmosphäre

In den unteren Schichten unserer Atmosphäre geht es ziemlich turbulent zu: Ständig prasseln Blitze auf die Erde nieder – weltweit rund 2000 pro Minute. Unter Gewitterwolken kann das elektrische Feld bis zu 20 000 Volt pro Meter betragen. Diese Spannungsunterschiede entstehen, wenn in Gewitterwolken Luftschichten aneinanderreiben: Es kommt zu einer Ladungstrennung, die sich in heftigen Entladungen wieder auszugleichen sucht. Dabei fließen sehr hohe Ströme, die starke Magnetfelder erzeugen.

Ladungsausgleich in Blitzen

Der Mensch denkt mit Wechselstrom

Schwache elektroma- gnetische Felder mit niedrigen Frequenzen

Was viele nicht wissen: Auch der Mensch erzeugt schwache elektri- sche und magnetische Felder. Mit empfindlichen Magnetfeldsenso- ren kann man nachweisen, daß unser Gehirn mit Wechselstrom arbeitet, dessen Frequenz je nach Aktivität schwankt: Im wachen Zustand »denken« wir mit 13 bis 30 Hertz, sind wir entspannt, sind es noch 8 bis 12 Hertz. Im Schlaf sinkt die Frequenz auf 4 bis 7 Hertz, im Tiefschlaf oder unter Hypnose sogar auf 1 bis 3 Hertz. Einige Wissenschaftler vermuten, daß die natürlichen Felder in der Atmosphäre, die mit ähnlichen Frequenzen auftreten, das Gehirn und damit die Psyche beeinflussen (Stichwort: Wetterfühligkeit).

Felder aus der Retorte

Künstliche elektromagnetische Felder lassen sich in drei Sparten einteilen: den Niederfrequenzbereich, den Hochfrequenzbereich sowie den Bereich darüber.

● Niederfrequenz: Dieser Bereich reicht bis 30 000 Hertz. Unterhalb dieser Schwelle sind elektrische und magnetische Felder an einen

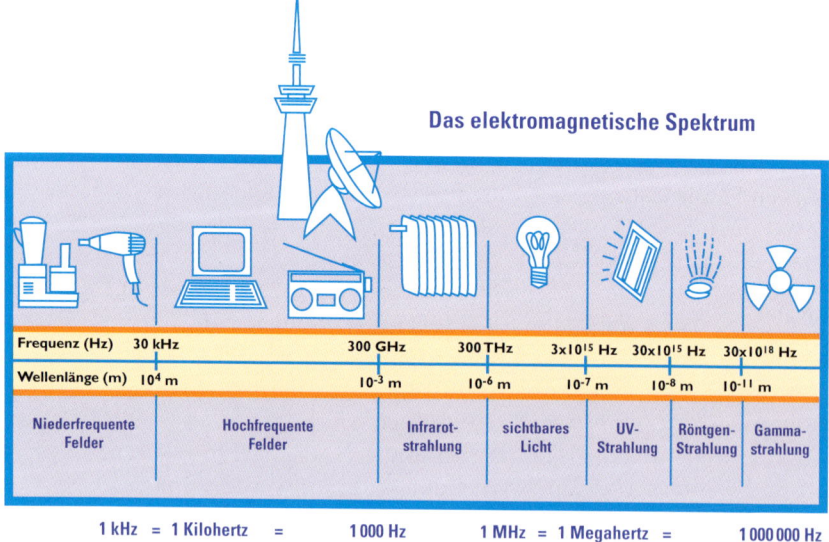

Das elektromagnetische Spektrum

Frequenz (Hz)	30 kHz		300 GHz	300 THz	3×10^{15} Hz	30×10^{15} Hz	30×10^{18} Hz
Wellenlänge (m)	10^4 m		10^{-3} m	10^{-6} m	10^{-7} m	10^{-8} m	10^{-11} m
	Niederfrequente Felder	Hochfrequente Felder	Infrarot- strahlung	sichtbares Licht	UV- Strahlung	Röntgen- Strahlung	Gamma- strahlung

1 kHz = 1 Kilohertz	=	1 000 Hz	1 MHz = 1 Megahertz = 1 000 000 Hz
1 GHz = 1 Gigahertz	=	1 000 000 000 Hz	1 THz = 1 Terahertz = 1 000 000 000 000 Hz

metallischen Leiter gebunden und wirken getrennt. Alle elektrischen Verbraucher, die Wechselströme mit maximal 30 000 Hertz konsumieren beziehungsweise abstrahlen, gehören in diese Gruppe, zum Beispiel die meisten technischen Geräte im Haushalt, aber auch Hochspannungsleitungen und Trafostationen.

Haushaltsgeräte und Hochspannungsleitungen

● Hochfrequenz: Im Bereich von 30 000 Hertz bis zu rund 300 Milliarden Hertz breiten sich die elektromagnetischen Wellen frei im Raum aus. Dazu zählen Rundfunkwellen, Mobilfunk und Mikrowellen.

Radio, Funktelefon und Mikrowelle

● Bei noch höheren Frequenzen liegen Infrarotstrahlung, sichtbares Licht, UV-Strahlung und Röntgenstrahlung. Sie bleiben bei der Untersuchung von Elektrosmog unberücksichtigt, weil ihre Wirkungen gut bekannt sind und anderen Gesetzen unterliegen als Nieder- und Hochfrequenzfelder.

Der Beitrag künstlicher Felder

Sicher ist: Die Zahl und Intensität künstlicher Feldquellen nimmt ständig zu. Neben der nicht enden wollenden technischen Aufrüstung im Haushalt hat in den letzten Jahren vor allem der Mobilfunk zum Feldsalat im Äther beigetragen. Allerdings kann keine Rede davon sein, daß allein diese Zunahme schon krank macht, wie manche Elektrobiologen behaupten. Dazu sind Einflußfaktoren wie Art, Anzahl, Anordnung und Nutzung elektrischer Geräte zu verschieden.

Der Forschungsverbund »Elektromagnetische Verträglichkeit biologischer Systeme« in Braunschweig nennt in einer 1996 veröffentlichten Studie erstmals grobe Richtwerte über die Belastung durch niederfrequente Magnetfelder. Die in 600 Wohnungen gemessenen Werte lassen sich grob in drei Klassen einteilen:

Typische Werte für die Feldbelastung

● Unterhalb einer magnetischen Feldstärke von 0,1 Mikrotesla (0,1 Millionstel Tesla) dominiert das sogenannte Hintergrundfeld, das von Spannungskabeln bis 30 000 Volt im Erdboden erzeugt wird. Das Feld ändert sich mit dem Stromverbrauch – ist also tagsüber höher als nachts – und läßt sich praktisch nicht orten.

● Der Löwenanteil der Felder zwischen 0,1 und 0,2 Mikrotesla geht auf das Konto von hausinternen Quellen, vor allem von veralteter Elektroinstallation. Sie lassen sich mit Meßgeräten leicht orten, die Felder schwanken stark nach Tageszeit und Stromverbrauch.

● Über 0,2 Mikrotesla dominieren externe Hochspannungsleitungen, die näher als 30 Meter am Haus vorbeiführen. Die abgestrahlten Felder folgen der Tagesbelastung. Ein Einfluß wurde
aber in weniger als einem Prozent der Wohnungen festgestellt.

Wichtig:
Feldverursa-
cher im Haus
beseitigen
■ Das Fazit der Braunschweiger Studie: Hochspannungsleitungen
spielen in Deutschland bei der Elektrosmogbelastung kaum eine
Rolle. Viel wichtiger sei es, unnötige Feldquellen in den eigenen
vier Wänden zu beseitigen, empfehlen die Forscher. In 99 Prozent
der Wohnungen betrugen die magnetischen Felder weniger als 0,2
Mikrotesla und waren damit weit geringer, als es die Grenzwerte
vorschreiben und als es selbst Organisationen wie der Bund für
Umwelt- und Naturschutz Deutschlands (BUND) oder das Katalyse-
Umweltinstitut fordern.

Die Crux mit den Grenzwerten

Umstrittene
Feldstärken
Welche Wirkungen elektromagnetische Felder auf den Menschen
haben, ist umstritten. Entsprechend umstritten ist die Frage, welche Feldstärken man der Bevölkerung zumuten darf, um eine
Zunahme bestimmter Krankheiten zu verhindern. Dabei spielen
kommerzielle Aspekte eine wichtige Rolle: So fürchten Energieversorger und Funknetzbetreiber, daß allzu niedrige Grenzwerte hohe
Investitionen für den Umbau ihrer Netze bedeuten würden.
Umweltverbände und Baubiologen kritisieren seit langem, daß die
deutschen Grenzwerte vor allem die Industrie, nicht aber die Bevölkerung schützen. In der Tat waren die bisherigen Grenzwerte in
Deutschland – auch im Vergleich zu internationalen Empfehlungen und Normen in anderen Ländern – derart hoch, daß von
einem sinnvollen Schutz der Bevölkerung keine Rede sein konnte.
Inzwischen haben auch Politiker und Industrievertreter erkannt,
daß die bisherigen Grenzwerte nicht zu halten sind. Die Grenzwerte der neuen Elektrosmog-Verordnung, die am 1. Januar 1997
in Kraft getreten ist, orientieren sich an den Empfehlungen der
Internationalen Strahlenschutzkommission für nichtionisierende
Strahlung (ICNIRP).

Die neue
Elektrosmog-
Verordnung
basiert auf
internationa-
len Empfeh-
lungen

Energieversorger und Funknetzbetreiber können mit der neuen
Norm gut leben: Auch die neuen Grenzwerte sind so hoch, daß
ihre Netze sie in Wohngebieten so gut wie nie überschreiten.

Vorbeugen-
der Gesund-
heitsschutz
Baubiologen fordern daher noch weit niedrigere Grenzwerte, die in der Größenordnung der heute in Wohnungen üblichen Feldstärken oder noch darunter liegen. Sie möchten Grenzwerte durchsetzen, die einen langfristigen, vorbeugenden Gesundheitsschutz der Bevölkerung zum Ziel haben und nicht nur akute Gesundheitschäden verhindern.

Grenzwerte für 50-Hertz-Felder

	Elektrisches Feld	Magnetisches Feld
DIN/VDE-Norm 0848 (1989)	20 000 Volt/Meter	5000 Mikrotesla
IRPA(ICNIRP)-Empfehlung (1989)	5000 Volt/Meter	10 Mikrotesla
DIN/VDE-Vornorm 0848 (1992)	7000 Volt/Meter	400 Mikrotesla
Elektrosmog-Verordnung (1997)	5000 Volt/Meter	10 Mikrotesla
Empfehlung des Katalyse-Instituts (1994)	20 Volt/Meter (nachts 10 Volt/Meter)	0,4 Mikrotesla (nachts 0,2 Mikrotesla)
Durchschnittswerte in Wohnungen	5 bis 40 Volt/Meter	0,01 bis 0,3 Mikrotesla

Die Werte gelten für die Allgemeinbevölkerung. In den DIN/VDE-Normen sind für Felder am Arbeitsplatz deutlich höhere Werte zugelassen.

■ Nach meiner Einschätzung ist die Empfehlung des Umweltinstituts Katalyse in Köln ein angemessener Kompromiß, der einen maximalen Gesundheitsschutz bei gleichzeitig vertretbarem Aufwand vorsieht. Während der Nachtstunden sollten die Werte nur halb so hoch sein, um mögliche Wirkungen von Elektrosmog auf die Bildung des Hormons Melatonin zu verhindern.

Nachts nied-
rigere Werte

Grenzwerte für Hochfrequenz

Bei Geräten, die im Hochfrequenzbereich ab 30 000 Hertz arbeiten – Rundfunksender, Mobilfunktelefone, Radarstationen, Mikrowellengeräte –, ist die Situation komplexer: Für verschiedene Frequenzbereiche gibt es verschiedene Grenzwerte. Bei hohen Frequenzen ist zudem nicht mehr die Feldstärke einer Quelle entscheidend, sondern die Leistung, die sie in den Raum abstrahlt.
Zur groben Orientierung: Von natürlichen Strahlenquellen, zum

Beispiel der Sonne, erreichen den Menschen etwa 0,00007 Milliwatt pro Quadratzentimeter. Durch künstliche Hochfrequenzstrahler hat sich dieser Wert heute in Ballungsräumen auf das Hundert- bis Tausendfache erhöht. Die deutschen Grenzwerte erlauben etwa das Zehntausendfache des natürlichen Pegels. Die Belastung, die ein Mensch bei Bestrahlung mit Hochfrequenz tatsächlich aufnimmt, wird auf der Basis des Körpergewichts ermittelt: Der Grenzwert für die Allgemeinbevölkerung beträgt derzeit 80 Milliwatt pro Kilogramm, für einen Menschen mit 75 kg liegt er also bei 6 Watt. Wenn Sie mehr über die komplizierte Messung und Normung von Hochfrequenzfeldern wissen möchten, empfehle ich Ihnen im Anhang einige – allerdings wissenschaftlichere – Bücher, sowie die Faltblätter des Bundesamts für Strahlenschutz (Seite 92 und 93).

Tausendmal höhere Belastung durch künstliche Strahlung

Elektromagnetische Felder – Gefahr für die Gesundheit?

Zwar besitzt der Mensch keine Sinnesorgane für elektromagnetische Felder, doch scheinen diese Felder sein Wohlbefinden zu beeinflussen. Die Frage ist nur, unter welchen Bedingungen, zum Beispiel bei welchen Feldstärken dies geschieht. Ob und wie Felder auf die Gesundheit wirken, hängt im Prinzip von fünf Faktoren ab:
● Art des Feldes (elektrisch, magnetisch)
● Feldstärke
● Entfernung zur Quelle
● Zeitlicher Verlauf (Frequenzen)
● Dauer der Einwirkung
Spekulativ wird die Elektrosmog-Forschung immer dann, wenn sich bestimmte Faktoren einer verläßlichen Messung entziehen. So ist beispielsweise fast nichts darüber bekannt, wie lange bestimmte Felder einwirken müssen, bis sie erkennbare Gesundheitsveränderungen verursachen. Auch weiß man wenig darüber, ob manche Menschen (Alte, Kranke, Kinder) empfindlicher reagieren.

Wissen contra Spekulation

Gut untersucht ist bisher eigentlich nur, wie sehr starke künstliche Felder auf den Menschen wirken. Die Palette reicht von Depressionen bis zum Herzstillstand. Felder mit sofort spürbarer Wirkung kommen im Alltag aber praktisch nicht vor.

Wie starke Felder wirken

Elektrische Felder

über 10 000 Volt/Meter	Haarknistern, Hautkribbeln
1000 bis 10 000 Volt/Meter	Knistern, Flimmern der Haare bei wenigen sensiblen Personen
unter 1000 Volt/Meter	keine eindeutigen Effekte (Elektrosmog-Forschung)

Magnetische Felder

über 500 000 Mikrotesla	Herzrhythmusstörungen, Lebensgefahr
50 000 bis 500 000 Mikrotesla	Gewebereizungen
5000 bis 50 000 Mikrotesla	gesteigertes Knochenwachstum, Nervosität
500 bis 5000 Mikrotesla	schwache biologische Effekte
unter 500 Mikrotesla	Effekte nicht eindeutig nachgewiesen (Elektrosmog-Forschung)

Methoden der Forscher

Leukämie durch Hochspannungsleitungen?

Elektrosmog ist in Mode – nicht nur in der Presse, auch Forschungsgemeinschaften, Universitäten und Umweltinstitute haben den Wellensalat als interessante und lukrative Wissenschaftsdisziplin entdeckt. Angefangen hat alles 1979 mit der aufsehenerregenden US-Studie von Wertheimer und Leeper, die einen Zusammenhang zwischen Hochspannungsleitungen und Leukämie bei Kindern fanden. Seither gab es unzählige Studien, die eine gesundheitliche Beinträchtigung durch Elektrosmog nachwiesen oder widerlegten:

Drei verschiedene Untersuchungsansätze

● In epidemiologischen Studien wird versucht, bestimmte Krankheiten (zum Beispiel Leukämie bei Kindern) mit einer Belastung (zum Beispiel der Feldstärke durch Hochspannungsleitungen) zu verknüpfen. Vorteil: Bei den Langzeitstudien steht der Mensch in seiner häuslichen Umgebung im Mittelpunkt. Nachteil: Zwischen dem Auftreten der Krankheit und dem Erfassen der Belastung vergehen oft Jahre.

Statistische Studien

Ein statistischer Zusammenhang ist deshalb schwierig zu beweisen. Außerdem sind die Zahlen klein, da zum Beispiel Leukämie eine sehr seltene Krankheit ist. Andere Risikofaktoren wie Luftschadstoffe bleiben meist unberücksichtigt.

Untersu-
chungen am
lebenden
Tier oder an
einzelnen
Zellen

● Experimente am lebenden Objekt (»in-vivo«): Versuchstiere, selten auch Menschen, werden bestimmten Feldern ausgesetzt. Die
Reaktionen wie Herzschlag und Hormonausschüttung werden mit
der Feldbelastung in Verbindung gebracht.
● Experimente im Reagenzglas (»in-vitro«): An einzelnen Zellen
wird untersucht, wie elektromagnetische Felder das Zellwachstum,
den genetischen Code oder die Zellkommunikation beeinflussen.

Was wir heute wissen

Aus den vielen Mosaiksteinen, die die Forscher mit ihren Experimenten
gewinnen, versuchen sie, ein komplettes Bild zusammenzusetzen. Bisher
ist es aber nicht gelungen, Ursachen und Wirkungen auf der Grundlage
physikalischer und biologischer Prozesse dingfest zu machen. Die »Wirkungs-
modelle«, die den Zusammenhang zwischen Elektrosmog und Krankheiten
erklären sollen, stecken noch in den Kinderschuhen. Zudem fehlt der Nach-
weis, daß gesundheitliche Schäden mit steigender Feldbelastung zunehmen.
Diese bislang fehlende »Dosis-Wirkungs-Beziehung« ist für die Forscher ein
wichtiger Prüfstein, an dem sie die Gefährlichkeit oder Ungefährlichkeit
elektromagnetischer Felder beurteilen können. Manche Forscher vermuten
allerdings, daß es »Fenster« für Frequenzen und Feldstärken gibt, in denen
der Mensch empfindlich reagiert, während außerhalb dieser Fenster – sogar
bei höheren Feldstärken – die Reaktion des Körpers ausbleibt.

Elektrosmog und Krebs

Am meisten beachtet wurde eine schwedische Studie von 1992, bei
der die Feldstärken in den Wohnungen der 440 000 untersuchten
Personen erstmals gemessen und nicht nur geschätzt wurden. Ihr
Resultat bestätigt frühere Studien, wonach das Risiko für Kinder, an
Leukämie zu erkranken, bei Magnetfeldstärken von 0,2 Mikrotesla
um den Faktor 2 bis 3 erhöht ist. Bei Erwachsenen fanden die
Schweden eine Zunahme des Risikos von 1,7; für Hirntumore gab
es kein erhöhtes Risiko. Die Zahlen mögen dramatisch klingen, sie
sind es aber angesichts der Seltenheit dieser Krankheiten nicht.
Legt man die Feldstärken der Braunschweiger Studie zugrunde
(Seite 15), würden in Deutschland pro Jahr – statistisch gesehen –
9 Kinder zusätzlich Blutkrebs bekommen.

Leukämie
bei Kindern

■ Auch wenn jeder Krankheitsfall einer zuviel ist, so muß man doch zugeben, daß bei der geringen Zahl der Betroffenen kaum statistisch verläßliche Aussagen möglich sind. Außerdem dürfte der Einfluß anderer Umweltfaktoren mindestens genauso groß sein. Möglicherweise – so vermuten einige Wissenschaftler – sind elektromagnetische Felder nicht direkt krebserregend, können aber in Verbindung mit anderen Faktoren den Krebs begünstigen.

Zusammen-wirken mit anderen Risiko-faktoren

Die Rolle der Hormone

Das Hormon Melatonin, das die Zirbeldrüse des Gehirns im Schlaf in großen Mengen ausschüttet, verhindert Müdigkeit, Schlafstörungen, Abgespanntheit, Depressionen und wirkt vermutlich krebsverhütend. Ins Visier der Elektrosmog-Forscher ist es geraten, weil seine Produktion durch schwache elektrische und vor allem magnetische Felder reduziert wird. Die Forscher vermuten, daß bei zu geringen Mengen Melatonin der Organismus schlechter vor Krebs geschützt ist. Der potentielle Melatonin-Mangel sei deshalb ein triftiger Grund, während des Schlafs besonders in Kopfnähe die Belastung durch Elektrosmog möglichst klein zu halten.

Melatonin – im Schlaf ausgeschütteter Muntermacher

Kaum erforscht: Elektrosensibilität

Als elektrosensibel werden Personen bezeichnet, die auf ein elektrisches oder magnetisches Feld unmittelbar, also binnen Minuten, mit Kopfschmerzen oder Schwindel reagieren. Ob es solche Elektrosensiblen überhaupt gibt, ist umstritten. Baubiologen sprechen von bis zu 2 Prozent der Bevölkerung. Wahrscheinlicher ist ein Anteil unter 0,1 Prozent. Vieles deutet darauf hin, daß bei Elektrosensiblen auch psychische Faktoren oder eine labile Gesundheit eine Rolle spielen. Elektrosmog würde demnach bestimmte Gesundheitsstörungen nicht auslösen, sondern lediglich begünstigen.

Ein umstrittenes Phänomen

● Wenn Sie der Meinung sind, daß Sie auf Felder besonders sensibel reagieren, sollten Sie sich an einen Selbsthilfeverein oder an spezielle Kliniken für Elektrosensible wenden (Adressen Seite 92).
● Versuchen Sie, andere Streßfaktoren gering zu halten und achten Sie auf eine gesunde Lebensweise. Bei dauernden Gesundheitsstörungen sollten Sie Ihre Wohnung und Ihren Arbeitsplatz auf schädliche Chemikalien untersuchen lassen.

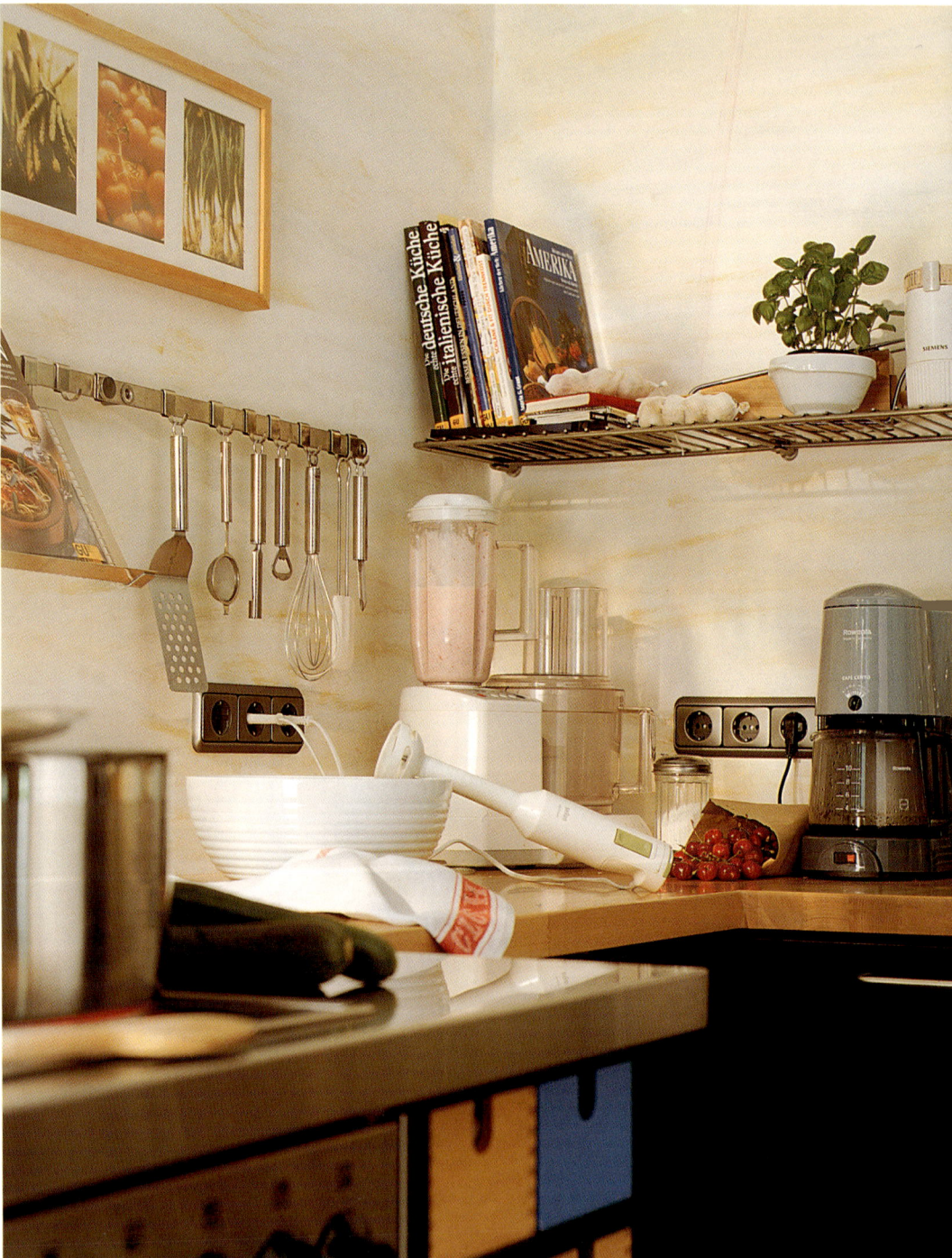

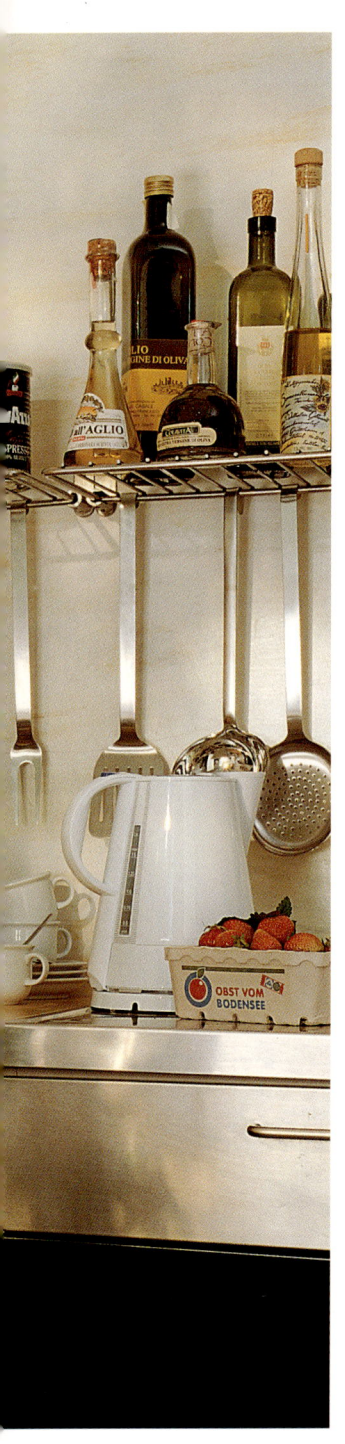

Leben mit Strom – sicher und komfortabel

Machen Sie eine Bestandsauf-
nahme: Wie viele elektrische
Verbraucher haben Sie in Ihrem
Haushalt? Untersuchen Sie jedes
Zimmer. Eventuell finden Sie allein
in der Küche zehn Elektrogeräte –
oder sogar 15? Auf jeden Fall mehr,
als Sie im ersten Moment denken.
Der erste Schritt zu einer feldarmen
Wohnung ist ein geändertes Bewußtsein. Achten Sie künftig darauf,
welche Geräte Sie benutzen, wie
lange Sie sie benutzen und ob Sie
sie wirklich brauchen. Ihre Gesundheit und Ihr Portemonnaie werden es
Ihnen danken: Ein sparsamerer Ein-
satz reduziert nicht nur Felder, sondern bedeutet auch einen geringeren
Stromverbrauch. Was Sie sonst noch
tun können, um mit Strom sicher und
komfortabel zu leben, erfahren Sie
im folgenden Praxisteil.

Elektrosmog auf der Spur

Der Haushalts-Check

Versteckte Verbraucher aufspüren

Versuchen Sie einmal, aus dem Stehgreif die elektrischen Verbraucher in Ihrem Haushalt aufzuzählen. Fernseher, Radio, Herd, Fön und einige andere Dinge fallen Ihnen sicher auf Anhieb ein. Aber ist das wirklich alles? Haben Sie auch an die Nachtspeicherheizung, den Halogendimmer, die Wechselsprechanlage, den Antennenverstärker, das Steckernetzteil, das Babyphon und die gesamte Beleuchtung gedacht?

Wer seine Wohnung intensiv nach elektrischen Verbrauchern und potentiellen Feldquellen absucht, wird überrascht sein, wie viele es davon gibt. Insbesondere wenn man schon lange in einer Wohnung wohnt, vergißt man leicht, was sich an Kabeln und stillen Verbrauchern im Laufe der Jahre hinter Regalen und Schränken angesammelt hat.

▶ Um einen Eindruck von der Feldbelastung in Ihrer Wohnung zu bekommen, sollten Sie Ihre Wohnung systematisch, Zimmer für Zimmer, nach elektrischen Verbrauchern absuchen.

Wenn Sie einen »normal« elektrifizierten Haushalt haben, werden Sie am Ende des Haushalts-Checks einen ziemlich verwirrenden Plan Ihrer Wohnung vor sich haben, in dem nahezu jeder Quadratmeter mit elektrischen Verbrauchern gepflastert ist. Dieser Plan soll dazu dienen, Ihr Bewußtsein zu schärfen und Elektrosmog-Nester auf einfache Weise zu beseitigen (Seite 32).
Eine Bitte: Auf keinen Fall sollten Sie jetzt in Panik geraten. Viele selbsternannte Baubiologen nutzen die Unsicherheit ihrer Kunden aus und machen ihnen weis, daß hinter jeder Steckdose und jedem Haushaltsgerät der Tod lauert. Dem ist nicht so! Wenn Sie einige Tips beachten, können Sie auch in Zukunft mit Strom komfortabel und gesund leben.

Der Wohnungsplan hilft, die Übersicht zu behalten

● Zeichnen Sie sich einen maßstabsgetreuen Grundriß Ihrer Wohnung auf ein großes Blatt Papier.

● Markieren Sie als erstes alle festen Installationen, zum Beispiel Sicherungskasten, Steckdosen, Lichtschalter und die Leitungen in den Wänden. Denken Sie sich dazu passende Symbole und Farben aus – so sparen Sie Platz. Wenn Sie nicht wissen, wo die Kabel in den Wänden verlaufen, können Sie diese mit Hilfe eines Leitungsdetektors aufspüren, den es günstig in jedem Baumarkt gibt.

Sinnvoll: verschiedene Farben, einfache Symbole

● Tragen Sie alle elektrischen Verbraucher ein – mit Symbolen oder mit Namen. Versuchen Sie, Netz- und Verlängerungskabel sowie Mehrfachsteckdosen in dem Plan so einzuzeichnen, wie sie in Ihrer Wohnung verlaufen.

● Denken Sie daran, daß Installationen nicht nur in der Wand oder auf dem Boden liegen, sondern auch im Boden und in der Decke. Also: Elektrische Fußbodenheizung und Deckenanschlüsse beziehungsweise Deckenlampen nicht vergessen.

● Zeichnen Sie auch große Metallgegenstände oder leitende Flächen – zum Beispiel Federkernmatratzen oder Wärmedämmfolien hinter Heizkörpern – in Ihren Plan ein, denn sie können unter ungünstigen

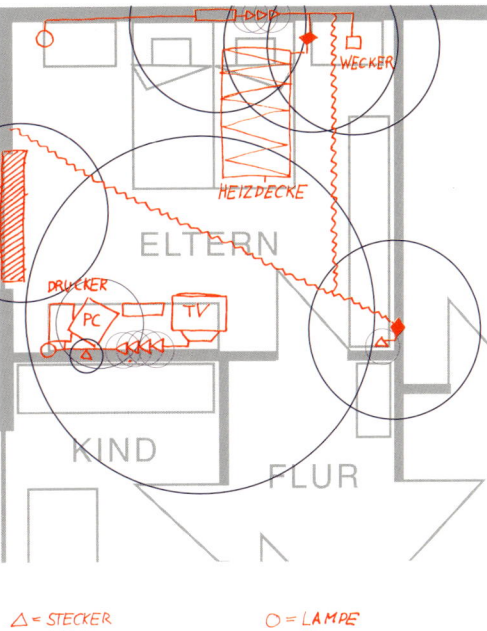

△ = STECKER
— = KABEL
◁◁◁◁ = MEHRFACHSTECKDOSE
◆ = KLEINTRAFO
○ = LAMPE
∿∿∿ = HALOGENSYSTEM
▨ = E-NACHTSPEICHER- HEIZUNG

Umständen wie eine Antenne an äußere Felder koppeln und selbst Felder abstrahlen.

● Grenzt Ihre Wohnung an eine andere Wohnung? Dann fragen Sie Ihren Nachbarn, welche Geräte er in den angrenzenden Zimmern betreibt. Wenn Sie gute nachbarschaftliche Beziehungen pflegen, wird er Ihnen vielleicht die betreffenden Zimmer zeigen.

● Klären Sie, wie Ihr Haus mit Strom versorgt wird. Führt der Hausanschluß unterirdisch in den Keller, oder wird der Strom

Zeichnen Sie Kreise um Feldquellen, die einen Mindestabstand erfordern.

über das Dach zugeführt? In diesem Fall kann es in der Dachwohnung zu erhöhten Feldern kommen. Das gleiche gilt bei Leitungen, die den Strom in höher oder tiefer gelegene Wohnungen führen und verteilen. Fragen Sie im Zweifel einen Elektriker, wo die Kabel verlaufen.

Die häusliche Stromversorgung

● Prüfen Sie, ob es außerhalb Ihrer Wohnung nennenswerte elektrische Einrichtungen gibt: Bahntrassen, Hochspannungsleitungen, kleine Trafohäuschen (können sich auch im Keller befinden) und Radio- oder Mobilfunksender. Notieren Sie sich die ungefähren Abstände.

Geschätzte Felder

Wenn in Ihrem Haushalts-Check ausschließlich normale elektrische Geräte – also Steckdosen, Lampen, Küchengeräte und so weiter – auftauchen, können Sie die Feldbelastung in Ihrer Wohnung abschätzen. Dabei hilft Ihnen die Tabelle, in der die magnetischen Felder der wichtigsten elektrischen Verbraucher im Haushalt aufgelistet sind (Seite 27). Die Felder gelten immer für die typische Gebrauchsentfernung.

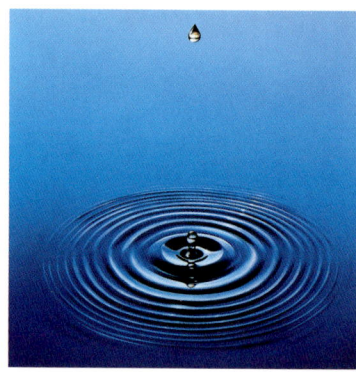

Je weiter vom Ursprung entfernt, desto schwächer die Welle – genau wie bei den elektromagnetischen Feldern.

Zum Beispiel wird ein Rasierer oder eine elektrische Heizdecke sehr nahe am Körper betrieben, während ein Fernseher normalerweise in einigen Metern Entfernung steht. Ziehen Sie auch das »ABC der Elektrogeräte« zu Rate (Seite 71). Der Tabelle können Sie entnehmen, daß viele Geräte weit intensivere Felder abstrahlen, als es die Katalyse-Empfehlungen erlauben (Seite 17). Das sollte Sie aber nicht beunruhigen – die Empfehlungen gelten für den Tagesdurchschnitt. Selbstverständlich können Sie eine Bohrmaschine oder einen Fön benutzen, solange Sie dies nicht stundenlang ununterbrochen tun.

■ Elektrische und magnetische Felder nehmen mit zunehmendem Abstand schnell ab. Als Faustregel gilt, daß das Feld mit dem Quadrat der Entfernung abnimmt – also grob geschätzt

Die Magnetfelder der gängigsten Elektrogeräte

(im Abstand von 30 cm, wenn nicht anders angegeben)

	Magnetfeld in Mikrotesla		Magnetfeld in Mikrotesla
Trockenhaube	2 500 (0 cm)	Elektrorasierer	1 500 (0 cm)
Heizlüfter	40	Dosenöffner	30
Heizdecke/-kissen	30 (5 cm)	Elektroherd	20
Staubsauger	20	Bohrmaschine	16
Mikrowellenherd	16	elektrische	
Handmixer	10	Fußbodenheizung	12
Haarfön	7	Farbfernseher	4
Stereoanlage	5	Leuchtstoffröhre	4
Geschirrspülmaschine	4	Nachtspeicherheizung	2,5 (50 cm)
Uhr (Netzbetrieb)	2,25	Waschmaschine	2
Dunstabzugshaube	2	Halogen-Schreib-	
Wäschetrockner	2	tischlampe	1
Kleintrafo	1	Radiowecker	1
Toaster	1	Energiesparlampe 9 W	0,7
Glühbirne	0,5	Bügeleisen	0,4
Kühlschrank	0,3	Lötkolben	0,3
Bildschirm MPR II	0,25 (50 cm)	Kaffeemaschine	0,15
Tauchsieder	0,1	Wasserkocher (1 kW)	0,08
Videorecorder	0,01		

Die Abstandsregel: Doppelter Abstand, Viertel Feldstärke

bei doppeltem Abstand auf ein Viertel sinkt. Gleiches gilt auch umgekehrt: Wenn Sie sich einem Elektrogerät nähern, nimmt das Feld schnell zu. Vor allem bei leistungsstarken Verbrauchern werden dicht am Gehäuse die empfohlenen Grenzwerte weit überschritten. Kalkulieren Sie dies ein, wenn Sie auf der Basis Ihres Woh-

nungsgrundrisses eine Belastungskarte erstellen.

▶ Markieren Sie im Plan alle Verbraucher rot, die in unserer Tabelle nennenswerte Felder abstrahlen. Wenn ein Gerät einen Mindestabstand erfordert (ABC ab Seite 70), so zeichnen Sie einen Kreis um die betreffende Quelle, dessen Radius

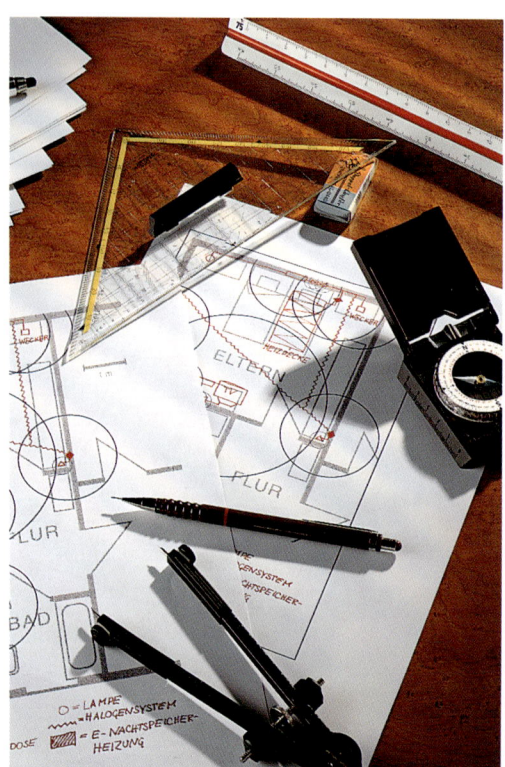

zeichnen. Außerdem sollten Sie sich überlegen, zu welchen Zeiten und wie lange Sie ein Gerät benutzen. Den Fön brauchen Sie nicht einzuzeichnen, da Sie ihn nur ein paar Minuten am Tag benutzen.

▶ Beschränken Sie sich auf Geräte, die ständig am Netz hängen und Strom verbrauchen – vor allem nachts. Schenken Sie Schlafzimmer und Kinderzimmer erhöhte Aufmerksamkeit. Bad und Küche sind zweitrangig, da man sich dort nicht stundenlang am selben Fleck aufhält. Achten Sie aber darauf, ob diese Räume an das Schlaf- oder Kinderzimmer grenzen und ob an den gemeinsamen Wänden leistungsstarke Elektrogeräte stehen.

Dauerverbraucher in Schlaf- und Kinderzimmer

Anhand des fertigen Plans können Sie gut abschätzen, ob Ihr Bett und Ihr Lieblings-Sitzplatz in den feldfreien Bereichen liegen. dem empfohlenen Abstand entspricht. Manche Verbraucher strahlen elektrische und magnetische Felder über eine große Fläche gleichmäßig in den Raum, zum Beispiel Heizdecken und elektrische Fußbodenheizungen. Schraffieren Sie in diesem Fall die gesamte betroffene Fläche. Es ist nicht erforderlich, jeden Verbraucher zu markieren. Es macht zum Beispiel keinen Sinn, mobile Geräte, wie Rasierer oder Mobiltelefone einzu-

■ Beachten Sie bitte, daß die so geschätzten Feldstärken nur ein grober Anhaltspunkt dafür sind, welche Bereiche Ihrer Wohnung eher niedrig oder eher hoch belastet sind.

Messen oder messen lassen?

Wenn Sie nach Ihrem Haushalts-Check den Verdacht haben, daß bestimmte Bereiche Ihrer Wohnung besonders durch Elektrosmog belastet sind, sollten Sie es nicht mit Vermutungen bewenden lassen, sondern die Felder exakt bestimmen. Dafür gibt es zwei Möglichkeiten: Entweder Sie messen selbst, oder Sie lassen messen.

Selber messen

● Vorteile: Sie können die Messung ausführen, wann und wo Sie wollen, also auch nachts oder am Wochenende und an mehreren Tagen hintereinander. Das gibt einen realistischen Eindruck vom Tagesverlauf der Feldbelastung.
● Nachteile: Gute Elektrosmog-Meßgeräte sind mit etwa 800 Mark für Privatleute meist unerschwinglich. Einfachere Apparate bestimmen die Feldstärken zum Teil so falsch, daß sie sich allenfalls als Spielzeug eignen. Zudem bedarf es eines soliden Fachwissens, um das Instrument richtig zu bedienen und die Werte vernünftig zu interpretieren.

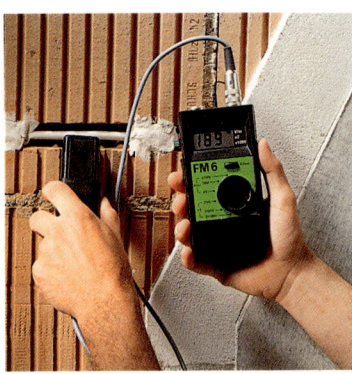

Mit einer Messung der Feldstärken erfassen Sie Elektrosmog-Quellen im und außerhalb des Hauses.

▶ Relativ leicht lassen sich statische Magnetfelder aufspüren, also Felder, die ihre Richtung nicht wechseln (0 Hertz, Seite 12). Dazu genügt ein Kompaß: Er reagiert zum Beispiel auf Lautsprechermagnete oder magnetisierte Metallteile.

▶ Ein primitives, aber brauchbares Meßgerät für niederfrequente Magnetfelder ist ein Telefonverstärker, den es im Telefonladen zu kaufen gibt. Anhand des Brummens lassen sich auch Magnetfelder von Transformatoren oder stromdurchflossenen Kabeln aufspüren. Eine genaue Aussage über die Stärke des Feldes bietet diese Methode aber nicht.

Kompaß und Telefonverstärker als einfache Meßsonden.

Messen lassen

● Vorteile: Die Werte sind, wenn sie von wirklichen Fachleuten erfaßt werden, exakt und verläßlich. Die Kosten sind in der Regel niedriger, als wenn Sie selbst ein teures Meßgerät anschaffen.

● Nachteile: Ein Fachmann mißt nur an einem bestimmten Tag und für eine bestimmte Zeitspanne, gerade ausgeschaltete Stromverbraucher sind nicht berücksichtigt. Die Gefahr, daß Sie an einen selbsternannten Fachmann mit einem Meßgerät aus dem Hobby-Elektronikladen geraten, ist groß – gerade weil sich das Thema Elektrosmog wachsender Aufmerksamkeit in der Bevölkerung und damit auch windiger Geschäftemacher erfreut. Im Anhang finden Sie Adressen von Institutionen, die Ihnen Experten vermitteln. Auch TÜV und kommunale Umweltämter können Ihnen Fachleute in Ihrer Nähe vermitteln.

Vorsicht vor selbsternannten Experten

▶ Wenn Sie Hochspannungsleitungen, Trafostationen oder andere Einrichtungen öffentlicher Betreiber wie Bahnstrecken als mögliche Quellen für Elektrosmog in Ihrer Wohnung im Verdacht haben, wenden Sie sich an das betreffende Unternehmen und bitten es um eine kostenlose Messung. Die meisten Firmen sind heute mit entsprechenden Meßapparaturen ausgerüstet. Unabhängige Tests

Kostenlose Messung

haben gezeigt, daß die Fachleute ihre Arbeit gründlich tun und nicht – wie Skeptiker vermuten – zugunsten ihres Arbeitgebers messen. Bei der Beurteilung des Ergebnisses sollten Sie allerdings Vorsicht walten lassen: Ein Mitarbeiter eines Energieversorgungsunternehmens wird als Bewertungsgrundlage die gesetzlichen Grenzwerte (Seite 17) heranziehen, doch die sind so hoch, daß sie nur akute Gesundheitsschäden ausschließen, nicht jedoch einen vorsorglichen Gesundheitsschutz der Bevölkerung sicherstellen.

▶ Wenn Sie lieber einen unabhängigen Gutachter heranziehen möchten, sollten Sie ihn genau nach seiner Ausrüstung und nach seinem Meßverfahren fragen. Schätzen Sie anhand dieses Buches ab, ob der Kandidat seriös ist. Verzichten Sie auf den Rat von »Experten«, die Begriffe wie »tödliche Gefahr«, »Krebs« oder ähnliches allzu häufig in den Mund nehmen. Diese Messung können Sie sich sparen – das Ergebnis steht von vornherein fest. Lassen Sie sich nicht beeindrucken von furchterregenden Zahlen. 400 Nanotesla klingen viel gefährlicher als 0,4 Mikrotesla, obwohl es derselbe Wert ist (Tabelle).

Verwirrende Zahlenspiele

Ebensowenig sollten Sie sich von den winzigen 0,0004 Millitesla der Industrie einlullen lassen – auch das ist derselbe Wert. Falls Sie vermuten, daß Elektrosmog-Quellen mit der häuslichen Installation des Stromnetzes zusammenhängen, sollten Sie einen Elektriker zu Rate ziehen (Seite 49).

Größenordnungen

Giga (G)	1 000 000 000	Milliarde
Mega (M)	1 000 000	Million
Kilo (k)	1000	Tausend
Milli (m)	0,001	Tausendstel
Mikro (µ)	0,000001	Millionstel
Nano (n)	0,000000001	Milliardstel

Der Mensch als Meßsonde?

Manche Baubiologen empfehlen zum Aufspüren von Elektrosmog die Messung der sogenannten Körperspannung. Dabei berührt die Prüfspitze eines Voltmeters die Haut der meist im Bett liegenden Person und die andere Spitze einen geerdeten Metallgegenstand, zum Beispiel einen Heizkörper. Das Meßgerät zeigt bei Anwesenheit eines starken elektrischen Feldes mehrere Volt an. Ein anderer Rat ist, die Spitze eines Spannungs- oder Phasenprüfers (ein Schraubenzieher mit einem Lämpchen im Griff) an die Haut der Testperson zu halten und ebenfalls einen geerdeten Gegenstand zu berühren.

Diese Methoden sind nicht besonders aussagekräftig: Um die Aufladung des Körpers bestimmen zu können, bedarf es eines Voltmeters mit einem extrem hohen Eingangswiderstand von mehreren hundert Millionen Ohm. Handelsübliche Meßgeräte haben aber einen Widerstand von maximal zehn Millionen Ohm. Auch wenn Sie ein geeignetes Meßgerät haben, können Sie damit höchstens qualitative Aussagen machen: »Feld vorhanden« oder »Feld nicht vorhanden«. Die Spannung ist kein Maß für die wirkliche Belastung, der Ihr Körper in diesem Moment ausgesetzt ist.

Keine Aussagen über die Feldbelastung

Traurig, daß man auch solche »Meßmethoden« erwähnen muß: Leider gibt es immer noch sogenannte »Radioästheten«, die mit Hilfe von Wünschelruten oder obskuren »Aura-Vitalometern« auf die Belastung mit elektromagnetischen Feldern zu schließen versuchen. Diese Pseudoexperten wollen nur Ihr Bestes: Ihr Geld. Bitte lassen Sie die Finger von solchem Humbug!

Starke Felder – was nun?

Erste Hilfe bei Elektrosmog

Mit Abstand am sichersten

Weil die Stärke magnetischer und elektrischer Felder sehr vom Abstand zur Quelle abhängt, können Sie die Feldbelastung auf einfache Weise verringern. Als Faustregel gilt: Doppelter Abstand – Viertel Feldstärke. Das liegt daran, daß die Feldlinien mit größerem Abstand immer mehr im Raum »verdünnt« werden. Dieses Abschwächungsgesetz variiert, je nachdem ob es sich bei dem Gerät um eine langgestreckte Quelle (ein Kabel) oder um eine nahezu punktförmige Quelle (etwa einen kleinen Netztransformator) handelt, bei der die Felder mit zunehmendem Abstand noch schneller abnehmen.

▶ Nehmen Sie Ihren »Elektrosmog-Wohnungsplan« aus dem vorigen Kapitel zur Hand, und schätzen Sie die Entfernungen ab, die Sie von besonders intensiv strahlenden Quellen einhalten müssen. Dabei hilft Ihnen die Tabelle sowie das »ABC« (Seite 27, 71). Versuchen Sie diese Abstände einzuhalten, wenn Sie sich lange Zeit an einem Ort aufhalten. Dies gilt vor allem während des Schlafs. Bitte interpretieren Sie den Tip nicht falsch: Sie müssen in Zukunft keinen Bogen um bestimmte Elektrogeräte machen. Vielmehr sollten Sie diese aus dem Weg räumen, damit Ihnen die Felder nicht in die Quere kommen. Ein paar Beispiele verdeutlichen, was gemeint ist:

Feldverursacher aus dem Weg räumen

● Verlegen Sie Netzkabel, Kleintrafos oder Verlängerungskabel nicht in kunstvollen Windungen unter oder direkt an Ihrem Bett. Führen Sie die Leitung statt dessen direkt an der Wand entlang und rücken Sie das Bett einige Zentimeter ab.

● Wenn Ihre Wohnung eine elektrischen Fußbodenheizung hat, die Sie an kalten Wintertagen nachts nicht abstellen wollen, sollten Sie das Bett auf einen Sockel stellen. Je nach Bettkonstruktion tun es ein paar Holzbalken oder Ziegelsteine.

● Setzen Sie sich nicht zu nahe an den Fernseher. Zwei Meter sollten es mindestens sein, bei Fernsehern mit einem großen Bildschirm auch deutlich mehr.

Abschalten und ausstecken

Wenn ein elektrischer Verbraucher ans Netz angeschlossen ist, liegt an seiner Zuleitung die volle Netzspannung von 230 Volt – auch wenn er ausgeschaltet ist. Entsprechend gibt das Kabel ein elektrisches Feld ab. Wird der Netzschalter betätigt, fließt ein Strom durch die Leitung und es entsteht zusätzlich ein Magnetfeld. Die bei weitem wirkungsvollste Maßnahme zur Reduzierung von Elektrosmog ist zugleich die banalste: Schalten Sie alle unbenutzten Geräte ab. Noch besser ist es, die Geräte auszustecken – so vermeiden Sie auch elektrische Felder.

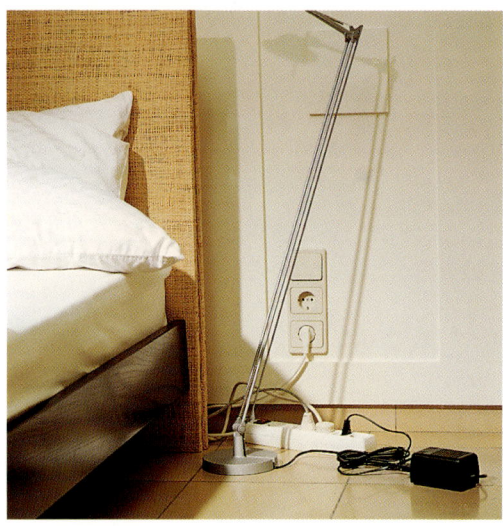

► Lassen Sie Fernseher, Videorecorder oder Stereoanlage niemals im Stand-By-Modus. Erstens verbraucht das eine Menge Energie, zweitens entstehen überflüssige Magnetfelder. Betätigen Sie den Netzschalter oder ziehen Sie den Stecker aus der Steckdose, so daß keine Anzeige mehr leuchtet.

Überflüssige Felder vermeiden

► Schalten Sie einen Dimmer nachts immer ganz aus, und verwenden Sie die daran angeschlossene Lampe nicht als Nachtlicht, vor allem nicht im Kinderzimmer.

Die Empfehlung, nicht benutzte Geräte auszustecken, hat noch einen anderen Hintergrund: Viele Geräte der Unterhaltungselektronik senden auch noch im abgeschalteten Zustand Magnetfelder aus, obwohl ja dann eigentlich kein Strom fließen dürfte. Sie setzen die Wechselspannung aus dem 230-Volt-Netz auf eine niedrige Gleichspannung um, zum Beispiel auf 6 oder 12 Volt. Dazu besitzen sie einen Transformator. Um die empfindliche Elektronik vor schädlichen Impulsen zu schützen, legen die Hersteller den Netzschalter in den sogenannten Sekundärkreis des Transformators, wo die niedrige Gleichspannung anliegt. Das bedeutet aber, daß der

Sorgen Sie als erstes für einen möglichst feldarmen Schlafplatz – Kabelsalate und Kleintrafos gehören nicht in die Nähe des Kopfendes.

Primärkreis des Transformators
– dort wo 230 Volt anliegen –
dauernd mit dem Stromnetz
verbunden ist. Durch den
Transformator fließt ständig ein
kleiner Strom, der ein schwaches, aber meßbares Magnetfeld
erzeugt. Ein kurzer Blick in den
Schaltplan oder direkt in die
Innereien des Gerätes verrät
dem Fachmann sofort, ob nur
der Sekundärkreis oder auch der
Primärkreis abgeschaltet wird.
Das will ich Ihnen nicht zumuten, daher lautet die Empfehlung:

▶ Kaufen Sie sich Mehrfach-
steckdosenleisten mit zentralem
Kippschalter, oder versehen Sie
vorhandene Steckdosenleisten
mit einem Stecker mit integriertem Schalter. Mit einem Knopfdruck können Sie so mehrere
Geräte gleichzeitig vom Netz
trennen. Praktisch sind auch
Zwischenstecker mit eingebau-
tem Schalter, die zwischen
Steckdose und Netzkabel
gesteckt werden.

Praktisch:
Schaltbare
Steckdosen-
leisten

▶ Schalten Sie das Gerät
immer erst aus, bevor Sie es
endgültig vom Netz trennen,
sonst könnte es zu Spannungs-
spitzen kommen, die die Elektronik zerstören.

Der Trick mit dem Dreh

Dank dieser Maßnahme sind
Sie nun alle magnetischen Felder los, die an dieser Steckdose
entstehen könnten. Das elektrische Feld ist leider hartnäckiger.
Jede Steckdose besitzt zwei
Öffnungen, dementsprechend
enthält auch jedes Netzkabel
(mindestens) zwei Leiter – ge-
wissermaßen einen Hin- und
einen Rückleiter. Auch wenn
der Strom seine Richtung mit
einer Frequenz von 50 Hertz
wechselt und damit die beiden
Anschlüsse in der Steckdose
vertauschbar zu sein scheinen –
sie sind es dennoch nicht: Ein
Anschluß in der Steckdose –
die sogenannte »Phase« – führt
ständig die gesamte Spannung.
Wenn Sie eine preiswerte Steckdosenleiste mit Schalter gekauft
haben, kann es sein, daß der
Schalter nur einen Leiter
trennt. Wenn dies der Leiter ist,
der mit der Phase der Steckdose
verbunden ist, haben Sie Glück:
Alle Kabel, die nach dem Schalter abgehen, sind völlig feldfrei.
Im anderen Fall bleibt das elektrische Feld auch bei ausge-
schalteter Leiste erhalten.

Die beiden
Steckdosen-
anschlüsse
sind ver-
schieden

▶ Fragen Sie beim Kauf eines
Vielfachsteckers mit Schalter,
ob der Schalter wirklich beide

Pole trennt. Bei Markenprodukten sollte dies normalerweise der Fall sein.

Wenn Sie einen Schalter erwischt haben, der nur einen Pol vom Netz trennt, brauchen Sie **So unter-** lediglich den Stecker so in die **brechen Sie** Steckdose zu stecken, daß die **den richtigen** Phase unterbrochen wird. Aber **Leiter** woher wissen Sie, welche Öffnung der Steckdose die Phase ist und wie der Schalter in der Steckdosenleiste verdrahtet ist? Hier eine Anleitung, wie Sie das selbst herausfinden können:

nen Klinge nacheinander in die beiden Öffnungen einer Steckdose der Steckdosenleiste, und berühren Sie den Kontakt am hinteren Ende des Griffes. Bei der Phase leuchtet die Lampe auf, beim anderen Pol bleibt die Lampe dunkel. Keine Angst: Durch Berühren des Kontaktes können Sie keinen Stromschlag bekommen, nur die vordere Spitze des Phasenprüfers liegt auf Netzspannung.

Das Lämpchen leuchtet, wenn der Phasenprüfer in der spannungsführenden Öffnung – der Phase – steckt.

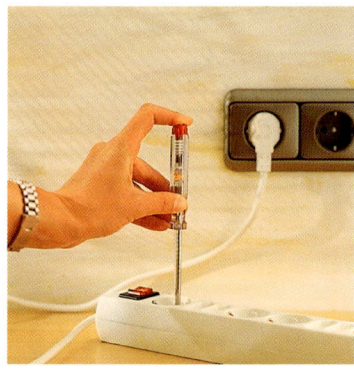

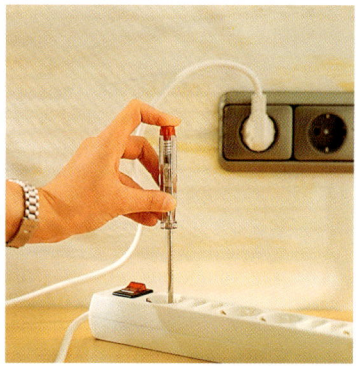

Richtig herum eingestöpselt, erlischt das Lämpchen, wenn Sie die Leiste ausschalten.

1 Kaufen Sie im Baumarkt einen Spannungsprüfer, auch Phasenprüfer genannt. Er sieht aus wie ein Schraubenzieher, hat aber eine kleine Lampe eingebaut und einen Kontakt am Griff. Er kostet zwischen 3 und 4 Mark.
Schalten Sie die Steckdosenleiste am Kippschalter an. Stecken Sie den Prüfer mit der metalle-

2 Lassen Sie den Spannungsprüfer in der Öffnung mit der Phase stecken. Schalten Sie die Steckdosenleiste am Kippschalter ab. Wenn nun die Lampe des Spannungsprüfers erlischt, ist die Steckdosenleiste korrekt vom Netz getrennt. Im anderen Fall müssen Sie den Stecker der Steckdosenleiste aus der Steckdose in der Wand herausziehen, umdrehen und wieder einstecken.

Sicherung ist sicher

Falls Ihnen die Prozedur mit den schaltbaren Steckdosenleisten zu umständlich ist, gibt es noch eine Radikallösung: Schalten Sie den Stromkreis – zum Beispiel für das Schlafzimmer – über Nacht ganz aus, indem Sie die Sicherung herausdrehen. Wenn Ihr Sicherungskasten elektronische Sicherungen mit Kipphebel besitzt, ist das sehr praktisch. Eine Schmelzsicherung müssen Sie herausdrehen, was etwas mühsamer ist. Vorteil der Aktion: Auf diese **Den Strom-** Weise können Sie ganze Räume **kreis ganz** auf einen Schlag nahezu feldfrei **abschalten** machen. Felder von Hochspannungsleitungen oder aus Nachbarwohnungen bleiben natürlich bestehen.

Die Sache hat aber auch Nachteile: Wenn Sie nachts mal aufstehen müssen, tappen Sie buchstäblich im Dunkeln, die Nachttischlampe funktioniert dann nicht mehr. Außerdem kann es passieren, daß am selben Stromkreis Geräte hängen, an die Sie gar nicht gedacht haben. Dann könnte am nächsten Morgen vor dem Gefrierschrank eine Wasserlache stehen.

■ Ein vollständiges Abschalten elektrischer Stromkreise mittels Sicherung ist in der Regel nicht nötig. Wenn Sie alle nicht benutzten Geräte ausstecken, sind die verbleibenden Felder gering genug. Wenn Sie trotzdem feldfrei schlafen möchten, können Sie einen Netzfreischalter einbauen (Seite 51).

Akkus statt Netz

Viele kleinere Geräte der Unterhaltungselektronik lassen sich sowohl am 230-Volt-Netz als auch mit Batterien betreiben. Batterien haben den Vorteil, daß sie direkt die benötigte Gleichspannung liefern, diese muß also nicht erst von einem Transformator und einem Gleichrichter erzeugt werden. Weil Spannung und Strom klein **Geringe** sind, geben die Geräte batterie- **Felder bei** betrieben praktisch keine elek- **Batterie-** trischen oder magnetischen Fel- **betrieb** der ab und sind deshalb ihren netzbetriebenen Pendants vorzuziehen.

▶ Auch wenn Einwegbatterien heute keine giftigen Schwermetalle mehr enthalten, sind sie doch eine Belastung für die Umwelt. Kaufen Sie deshalb lieber Akkus (Nickel-Cadmium- oder Nickel-Metall-Hydrid-Akkus). Die sind zwar teurer und erfordern ein zusätzliches Ladegerät, können aber bis zu tausend Mal aufgeladen werden.

▶ Vergessen Sie nicht, nach dem Einsetzen der Batterien oder Akkus das Gerät vom Netz zu trennen. Erst wenn der Stecker aus der Steckdose ist, werden die Batterien benutzt und das elektrische Feld verschwindet.

Erdung nicht vergessen

Werfen Sie mal einen Blick auf die Steckdosen in Ihrer Wohnung: Wie alle Steckdosen in Deutschland sind sie nahezu kreisrund, haben zwei Öffnungen für die beiden Pole der Netzversorgung sowie zwei kleine Metallbügel oben und unten. Diese Bügel sind die sogenannten *Schu*tz*ko*ntakte – deshalb wird diese Steckdosen-Art auch Schukosteckdose genannt. Die Bügel sorgen für die Erdung eines elektrischen Verbrauchers.

Die Erdung erhöht die Sicherheit, weil sie verhindert, daß an

Geerdete Metall- gehäuse schirmen ab

einem Metallgehäuse gefährliche Spannungen auftreten, die sich beim Berühren über den Körper entladen. Zum anderen verhindert sie die Ausbreitung elektrischer Felder. Ein geerdetes Metallgehäuse wirkt nämlich wie ein Faradayscher Käfig: Elektrische Felder, aber auch die hochfrequente elektromagnetische Strahlung einer

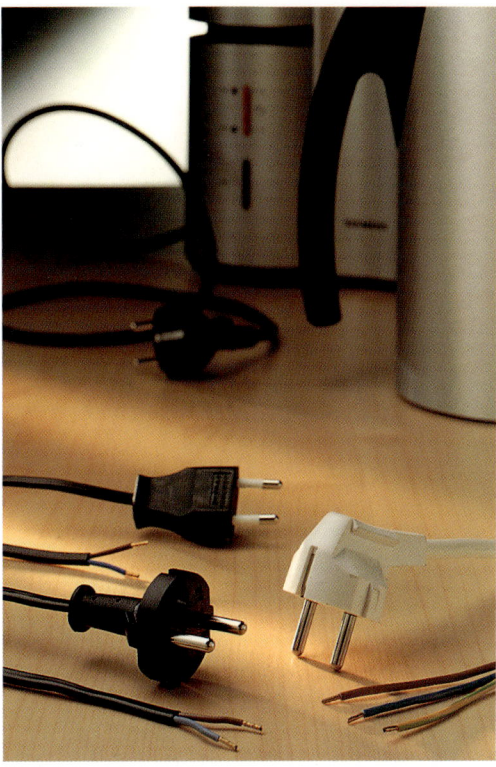

Mikrowelle, werden in einem Metallgehäuse vollständig eingeschlossen.

▶ Wenn Sie beim Kauf eines Haushalts- oder Bürogeräts die Wahl haben zwischen einem Produkt mit Schukostecker und einem mit Eurostecker (Seite 38), dann nehmen Sie den Schukostecker. Häufig haben Sie diese Wahl nicht: Die meisten elektrischen Verbraucher haben heute Eurostecker, weil sie billiger und handlicher sind

Nur Geräte mit Schuko- stecker (rechts) haben ein drittes Kabel für den Erd- kontakt.

und weil sich an vielen modernen Plastikprodukten sowieso nichts erden läßt.

Die Steckertypen

Welche Stecker in Ihrem Haushalt einen Schutzkontakt haben, können Sie leicht nachprüfen:

● Ist der Stecker rund, füllt er die ganze Steckdose aus und hat an den Seiten zwei Metallkontakte? Dann ist es ein Schutzkontaktstecker (kurz: Schukostecker). Das daran angeschlossene Gerät konsumiert normalerweise eine relativ hohe Leistung (einige hundert bis 3000 Watt), besitzt wahrscheinlich ein Gehäuse aus Metall und ist geerdet.

● Ist der Stecker flach und hat nur die beiden normalen Anschlußstifte? Dann handelt es sich um einen Eurostecker, der heute an vielen Geräten der Unterhaltungselektronik zu finden ist. Das betreffende Gerät konsumiert in der Regel eine geringere Leistung (einige zehn bis einige hundert Watt), hat ein Kunststoffgehäuse und ist nicht geerdet.

● Nicht alles, was wie ein Schukostecker aussieht, ist auch einer. So hat Ihr Staubsauger wahrscheinlich einen runden Stecker, allerdings ohne die bei-

Meist geerdet: Geräte mit hoher Leistung

den Metallkontakte an den Seiten. Der Staubsauger besitzt demnach nur ein zweiadriges Kabel und ist nicht geerdet. Bei Elektrogeräten, die keinen Stecker haben, sondern direkt mit den Netzleitungen verbunden werden müssen, erkennen Sie geerdete Produkte daran, daß sie drei Anschlußkabel haben. So haben Deckenlampen drei Schraubklemmen. Die beiden Leiter für die Glühbirnenfassung müssen Sie mit der blauen und der schwarzen Netzleitung verbinden, während in die Klemme mit dem Erdungssymbol das gelbgrüne Kabel kommt.

Erdkabel sind gelbgrün

Der richtige Drill

Magnetfelder lassen sich fast nicht abschirmen, wenn sie sich erst einmal im Raum ausbreiten. Deshalb sollte man das Übel an der Wurzel packen, indem man den Stromfluß stoppt (ausschalten, ausstecken) oder indem man die Kabel so verlegt, daß sich die Magnetfelder gegenseitig auslöschen. Generell gilt: Je näher sich Hin- und Rückleiter in einem Kabel kommen, um so schwächer ist das abgegebene Feld. Noch besser ist es, wenn die Leiter miteinander verdrillt sind. Wenn Sie ein modernes dreiadriges

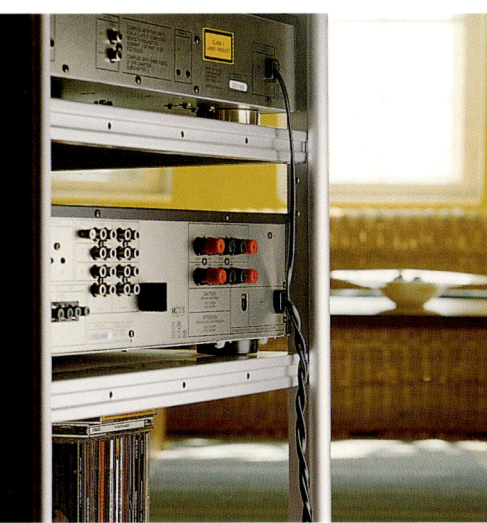

■ Hier noch einmal die einfachsten und effektivsten Tricks, um Elektrosmog zu vermeiden:

● Stellen Sie im Schlafzimmer und Kinderzimmer möglichst wenig elektrische Geräte auf.

● Schalten Sie unbenutzte Geräte ganz aus. Noch besser: Ziehen Sie den Netzstecker oder schaffen Sie sich abschaltbare Steckdosenleisten an.

● Legen Sie Kabel nicht unter das Bett, sondern führen Sie diese an der Wand entlang.

● Bündeln Sie mehrere Kabel und verdrillen Sie diese.

● Bevorzugen Sie batterie- oder akkubetriebene Geräte.

● Bevorzugen Sie Elektrogeräte mit einer Erdung, das heißt mit Schukostecker.

Kabel eng bündeln und spiralförmig gegeneinander verdrehen. Netzkabel der Länge nach aufschneiden, sehen Sie, daß die Leiter leicht schraubenförmig gewunden sind.

▶ Wenn Sie mehrere Netzkabel parallel führen müssen – zum Beispiel von einer Steckerleiste zur Stereoanlage – sollten Sie die Kabel eng bündeln und leicht gegeneinander verdrillen. Solch ein Kabelstrang gibt weniger magnetische Felder ab, als wenn Sie die Kabel einzeln im Raum verlegen.
Besonders wichtig ist dies bei elektrischen Verbrauchern, durch die ein hoher Strom fließt – Paradebeispiel sind Halogen-Deckenbeleuchtungen mit Seilsystem (Seite 79).

Abschirmmaßnahmen

Wenn Sie die Quellen elektrischer und magnetischer Felder in der eigenen Wohnung aufgespürt haben, können Sie sie häufig auch ohne großen Aufwand sofort beseitigen. Quellen außerhalb der eigenen vier Wände – zum Beispiel Hochspannungsleitungen, Mobil-

Feldquellen außerhalb des Hauses

funksender oder Steigleitungen der Hausinstallationen – lassen sich meist nicht so einfach ausschalten. Sollten solche Quellen tatsächlich deutlich meßbare Felder in Ihrer Wohnung verursachen, können Sie die Belastung durch nachträgliche Abschirmmaßnahmen verringern.

Erst informieren, dann kaufen

Bitte bedenken Sie: Ein Schutz zu vertretbarem Preis gibt es nur für niederfrequente elektrische Felder oder hochfrequente elektromagnetische Wellen. Niederfrequente magnetische Felder, wie Sie beim Stromfluß durch Hausinstallation oder Hochspannungsleitungen entstehen, lassen sich nur sehr schwierig abschirmen. Deshalb ist es wichtig, erst alle anderen Möglichkeiten zur Reduzierung von Feldern auszuschöpfen.

Störquelle ausmessen lassen

■ Bevor Sie allerlei Abschirmmaterialien kaufen, sollten Sie sich unbedingt über Lage und Stärke der Feldquellen informieren und die Feldstärken vom Fachmann messen lassen. Eine Abschirmung an der falschen Stelle kann die Felder in den Räumen noch verstärken, zum Beispiel wenn die Quelle nicht außerhalb der Wohnung liegt, sondern im Haus.

Die meisten Abschirmhilfsmittel entfalten ihre Wirkung nur, wenn sie richtig installiert werden. Lassen Sie sich beraten und vergeben Sie die Arbeiten an einen Fachmann des Elektrohandwerks. Vor allem die richtige Erdung ist wichtig, andernfalls treten zwischen den Abschirmvorrichtungen zusätzliche Potentiale und Ströme auf.

Farbe gegen Felder

Die einfachste Möglichkeit, elektrische Felder aus der Wohnung zu verbannen, sind spezielle Abschirmfarben. Sie enthalten Partikel, die auf der Wand wie eine Folie wirken. Ihre Leitfähigkeit ist zwar nicht so hoch wie bei Metall, ist aber deutlich höher als die der Wand. Das reicht aus, um elektrische Felder abzublocken. Die Farbe ist wasserverdünnbar, dampfdurchlässig und läßt sich wie herkömmliche Dispersionsfarbe verarbeiten. Weil der Anstrich schwarz ist, müssen Sie ihn allerdings überstreichen oder mit einer Tapete bekleben, was der Abschirmwirkung aber keinen Abbruch tut.

Wichtig ist, daß die gestrichene Fläche geerdet wird, am besten über den Schutzleiter der Elektroinstallation. Dazu gibt es spezielle Metallbänder, die in die

Schutz vor elektrischen Feldern

betreffende Wand gedübelt und am anderen Ende mit dem Erdleiter verbunden werden. Größere Flächen müssen an mehreren Punkten geerdet werden: **Ableitung über Erdungsbänder** Verbinden Sie die Erdungsbänder untereinander leitend, zum Beispiel mit einem Kupferdraht, und schließen Sie sie nur an einer Stelle an den Erdleiter des Stromnetzes an. Bei getrennt geerdeten Wänden können Potentiale entstehen, die zu einem Magnetfeld führen.
● Vorteile: Abschirmfarben lassen sich leicht verarbeiten und bieten einen ausreichenden Schutz vor elektrischen Feldern.
● Nachteile: Hoher Preis (rund 100 Mark pro Liter, je nach Qualität ausreichend für 7 bis 14 Quadratmeter). Keine Abschirmung von Magnetfeldern. Keine Dämpfung von Hochfrequenzwellen.

▶ Benutzen Sie Abschirmfarbe dort, wo die Feldquelle auf einen bestimmten Platz fixiert ist: zum Beispiel auf der Wand, in der eine Steigleitung des Hauses liegt. Um das elektrische Feld einer Hochspannungsleitung abzuschirmen, müßten Sie mehrere Zimmer Ihrer Wohnung streichen, was mehrere tausend Mark kosten könnte. Im übrigen werden elektrische Felder vom Mauerwerk oder von Pflanzen effektiv gedämpft, so daß ein weiterer Schutz meist nicht nötig ist. Anders ist dies bei Dachwohnungen: Wenn keine Abschirmung durch metallkaschierte Dämm-Matten (Seite 44) angebracht ist, sind Abschirmfarben eine gute, wenn auch teure Alternative.

Abschirmvliese für Boden und Decke

Gewebe aus leitfähigem Material – zum Beispiel Graphit – eignen sich zur Abschwächung von niederfrequenten elektrischen Feldern an Stellen, wo man keine Farbe auftragen kann: auf dem Boden (auch als Teppichbodenunterlage), unter einer Matratze oder über einer Holzdecke. Auch hier gilt: Ohne sachgerechte Erdung bietet das Vlies keinen ausreichenden Schutz vor Feldern oder statischen Aufladungen.
● Vorteile: Abschirmvliese lassen sich leicht zuschneiden und verlegen. Mit circa 30 Mark pro Quadratmeter sind sie relativ preisgünstig. **Leicht zu verarbeiten**
● Nachteile: Keine Abschirmung von Magnetfeldern. Keine Dämpfung von Hochfrequenzwellen. Schwarze Farbe, deshalb nicht offen verlegbar.

Richtig geerdet schirmt eine leitfähige Tapete elektrische Felder und hochfrequente Wellen, aber nicht Magnetfelder ab.

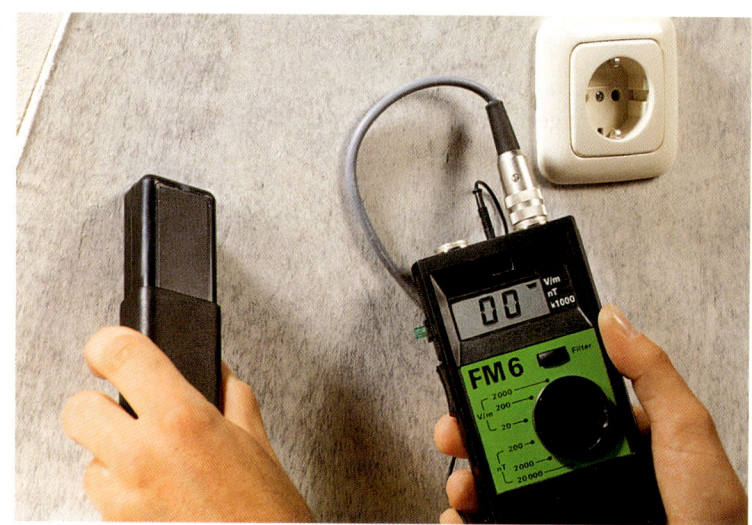

Putz und Tapete als Feldblocker

Eine Alternative zur Abschirmfarbe ist ein leitfähiger Putz, der wie ein herkömmlicher Putz auf die Wand gespachtelt wird. Im Gegensatz zur Farbe schirmt der carbonhaltige Putz auch hochfrequente Felder bis in den Mikrowellenbereich ab. Die Erdung erfolgt ebenfalls mit einem metallischen Ableitband.

Geeignet für Neubau oder Renovierungen

Der Abschirmputz kostet etwa 30 bis 40 Mark pro Quadratmeter – er lohnt sich also nur, wenn Sie die Wände Ihrer Wohnung sowieso verputzen lassen müssen, andernfalls ist Abschirmfarbe billiger.

Seit kurzem ist auch eine Abschirmtapete mit ähnlichen Eigenschaften auf dem Markt, die sich mit normaler Farbe überstreichen läßt. Preis: rund 16 Mark pro Quadratmeter. Auch sie muß geerdet werden und schirmt keine Magnetfelder ab.

Netze für Mikrowellen

Abschirmfarbe und Abschirmvlies auf Graphitbasis haben einen Nachteil: Ihre Leitfähigkeit ist zwar ausreichend zum Vermeiden statischer Aufladungen und Blockieren niederfrequenter elektrischer Felder, für die Dämpfung hochfrequenter elektromagnetischer Wellen reicht sie aber nicht aus. Hier kommen nur metallbeschichtete Gewebe in Frage, die den Strom so gut wie ein Kabel leiten und die Strahlung von Rundfunk- oder Mobilfunksendern zu über 90 Prozent dämpfen. Richtig geerdet, bieten sie auch Schutz vor niederfrequenten Feldern.

Die Gewebe gibt es in verschiedenen Qualitäten und Dessins: als blickdichter, metallischer Stoff oder als durchsichtiges, hauchdünnes Netz in verschiedenen Farben. Alle Varianten

Metallische Abschirmgewebe

lassen sich im Prinzip wie jedes andere Gewebe zu Vorhängen, Gardinen, Kleidern oder Moskitonetzen verarbeiten und mit schonenden Waschmitteln waschen. Im Handel gibt es fertige Netze, die man über das Bett hängen kann und die gleichzeitig als Mückenschutz und als Barriere für Felder wirken (ab 1000 Mark pro Bett).

● Vorteile: Effektive Dämpfung nieder- und hochfrequenter Felder. Ähnliche Eigenschaften wie herkömmlicher Stoff.

● Nachteile: Teuer (ab 50 Mark pro Quadratmeter), wenn große Flächen behängt werden sollen. Optisch unattraktiv, Metallbeschichtung neigt zum Anlaufen. Bei unsachgemäßer Anbringung Verstärkung von Feldern möglich. Erdung (für Niederfrequenzschirmung) nur vom Fachmann ausführbar, da die hohe Leitfähigkeit die Gefahr von Stromschlägen birgt.

▶ Benutzen Sie metallische Abschirmgewebe nur, wenn wirklich Grund dafür besteht. Bevor Sie die Stoffe an Fenstern oder an den Wänden befestigen, sollten Sie unbedingt die elektromagnetischen Felder und vor allem deren Ausbreitungsrichtung messen lassen. Die Gewebe wirken für Hochfrequenzstrahlung wie ein Spiegel: Strahlung, die in der Wohnung entsteht, bleibt wie in einem Käfig gefangen.

▶ Inzwischen werden auch Kleidungsstücke aus einem Baumwoll-Stahlfasergemisch angeboten, die unter anderem für medizintechnisches Personal gedacht sind. Im privaten Umfeld sind solche Kleider unnötig, für Träger von Herzschrittmachern können sie aber interessant sein, wenn sie schon einmal Probleme mit hochfrequenten Feldern hatten – beispielsweise von Handys oder Diebstahlsicherungen in Kaufhäusern.

Für Patienten mit Herzschrittmacher

Folien fürs Fenster

Fenster sind eine Schwachstelle, was den Schutz vor Feldern von Funktürmen angeht, durch Glas gelangen alle Arten von Feldern ungestört hindurch. Um dies zu verhindern, gibt es metallisch leitende Fensterfolien mit einer hauchdünnen Kupfer- oder Goldschicht, die einfach auf die Scheibe geklebt werden und die (richtig geerdet!) einen Schutz vor Hochfrequenzstrahlung bieten.

Höhere Feldbelastung in Dachwohnungen

● Vorteile: Relativ preisgünstig. Sinnvoll in Dachwohnungen, wenn auf dem Dach ein Mobilfunkturm oder in der Nähe ein starker Radio- oder Fernsehsender steht.

● Nachteile: Scheibe wird abgedunkelt. Muß von einem Fachmann angebracht werden, weil es sonst in der Wohnung zu verstärkten Feldern aufgrund von Spiegeleffekten kommen kann.

Doppelte Dämmung unterm Dach

Dachwohnungen sind äußeren Feldern eher ausgesetzt als Wohnungen in den unteren Stockwerken. Zum einen liegen sie häufig näher an der Feldquelle, zum anderen haben die im Dach verbauten Materialien eine geringere Abschirmwirkung als massive Mauern.

▶ Wenn sich in Ihrer Nähe starke Feldquellen befinden, sollten Sie beim Hausbau oder bei der Renovierung einer Dachwohnung Dämm-Matten mit Metallfolie, zum Beispiel

mit Alubeschichtung, verwenden. Lassen Sie sie von einem Fachmann erden. Richtig geerdet, schirmen diese Folien elektrische Felder gut ab, bei mangelhafter Erdung jedoch wirken sie unter Umständen als Antenne und können die Felder im Dachbereich noch verstärken. Auf größeren Wandflächen sollten Sie keine Folien verwenden, da diese keinen ausreichenden Feuchtigkeitstransport durch die Wand erlauben.

Mu-Metall: Die Wunderfolie

Nochmals zur Erinnerung: Alle bisher vorgestellten Abschirmmaterialien wirken nur gegen niederfrequente elektrische Felder beziehungsweise gegen elektromagnetische Hochfrequenzwellen. Niederfrequente Magnetfelder, wie sie von jedem stromdurchflossenen Leiter (Hochspannungsleitung, Hausnetz, Haushaltsgeräte) ausgehen, dringen völlig ungehindert selbst durch dicke Metallschichten, sie lassen sich nur in bestimmten Fällen und nur mit sehr hohen Kosten abschirmen. Das Material, das dies ermöglicht, ist das sogenannte Mu-Metall, eine magnetische Legierung aus Nickel, Eisen, Kupfer, Molybdän und Spuren von

Abschirmung von niederfrequenten Magnetfeldern

Mangan und Silizium. Mu-Metall gibt es als selbstklebende, biegsame Folie, die sich mit der Schere schneiden und einfach aufkleben läßt. Die Folie ist weniger als ein Zehntel Millimeter dünn und im Handel in 15 Zentimeter breiten Bahnen erhältlich. Der laufende Meter kostet ab 150 Mark, der Quadratmeter schlägt folglich mit 1000 Mark zu Buche.

Einfache Verarbeitung

● Vorteile: Effektive Abschirmung von niederfrequenten Magnetfeldern. Leicht zu verarbeiten.

● Nachteile: Bei starken Magnetfeldern eventuell mehrere Schichten nötig. Schlechtere Abschirmung bei häufigem Biegen. Wegen des stolzen Preises ist Mu-Metall nicht für große Flächen geeignet.

▶ Setzen Sie Mu-Metallfolien bei eng begrenzten Quellen ein, die in der Nähe Ihres Schlafplatzes liegen und durch die hohe Ströme fließen: Sicherungskästen, kleine Transformatoren, Antennenverstärker, Steigleitungen und so weiter. Kleben Sie die Folie so auf, daß die Quelle großzügig abgedeckt ist und die Folie nicht scharf geknickt wird. Dabei müssen Sie berücksichtigen, daß manche Geräte, zum Beispiel Transformatoren, eine ausreichende

Für kleinere Flächen

Kühlung brauchen – komplettes Einpacken kann zu Defekten führen.

»Feldfresser«, »Kompensatoren« und »Handy-Hüllen«

Die Idee liegt nahe: Magnetfelder könnte man auch abschirmen, indem man künstlich ein ähnliches, aber entgegengesetzt gepoltes Feld erzeugt. Physikalisch geht das – das Prinzip wurde schon bei den verdrillten Leitungen angesprochen (Seite 38). Auch technisch hat man solche Anlagen bereits realisiert, zum Beispiel um starke Magnetfelder von großen Transformatoren zu verringern. Für den privaten Gebrauch sind solche Kompensatoren jedoch zu teuer: Fachgerecht installiert und justiert kosten sie mehrere zehntausend Mark.

Immer wieder werden Magnetfeld-Kompensatoren angeboten, die eine ähnliche Wirkung zu viel geringeren Kosten versprechen. Meist handelt es sich um unscheinbare Kästchen, die im Zimmer aufgestellt werden; manche sollen auch in die Steckdose gesteckt werden. Allen gemeinsam ist: Die Hersteller versprechen, daß ihre »Feldfresser« oder »Entstörer« ein wirksames Gegenfeld aufbauen. Wenn Sie Glück haben, ist das gelogen, und die Kästchen erzeugen gar kein Feld. Wenn Sie Pech haben, wird mit einer primitiven elektronischen Schaltung tatsächlich ein Feld erzeugt, das aber das vorhandene Magnetfeld bestimmt nicht kompensiert, sondern höchstens verstärkt. Die erste Variante dieser Wundermittel erkennt man meist an dem Warnhinweis, daß die Schutzwirkung sofort verloren gehe, wenn man das Gerät öffne. Kritische Zeitgenossen haben es trotzdem getan: Manche der mehrere hundert Mark teuren Feldfresser waren einfach leer!

Nutzlose »Wundermittel«

■ Lassen Sie sich nicht für dumm verkaufen, und meiden Sie solchen Humbug! Elektromagnetische Felder lassen sich nicht durch Zauberei kompensieren.

Darüber hinaus gibt es Produkte, die zwar wenig nützen, aber dennoch immerhin die Kreativität ihres Erfinders belegen: zum Beispiel die Cyber-Cap, eine imposante Schildmütze mit Kupferbeschichtung, die das Gehirn vor der Bestrahlung durch Funkwellen – zum Beispiel aus dem Handy – schützen soll. Abgesehen vom reichlich albernen Aussehen,

bringt die Mütze auch nicht viel, da Hochfrequenzfelder am ehesten die schlecht durchbluteten Augen beeinträchtigen, die die Kappe nicht verdeckt. Verzichten Sie auch auf Abschirmtaschen fürs Handy. Selbst wenn sie tatsächlich funktionieren sollten, verschlimmbessern sie die Felder nur: Moderne Handys passen ihre Ausgangsleistung automatisch den Empfangsbedingungen an. Werden diese aufgrund einer Abschirmhülle schlechter, regeln die Mobiltelefone die Leistung hoch, und die abgestrahlten Felder nehmen zu. Das gleiche gilt für Empfangshilfen für Autotelefone. Sie sollen angeblich wie eine Antenne mit Verstärker wirken. Angesichts der simplen Konstruktion scheint das zweifelhaft, dennoch weiß man nie: Falls das Versprechen zutrifft, nimmt die Feldstärke im Auto zu. Deshalb lieber Autotelefone mit Außenantenne benutzen.

Besser: Autotelefone mit Außenantenne

Die Hausinstallation

Wie die Braunschweiger Studie gezeigt hat (Seite 15), sind erhöhte Feldstärken meist auf falsch angeschlossene oder schlecht geerdete Leitungen oder Elektrogeräte zurückzuführen.

Unterschätztes Problem Auf den folgenden Seiten ist beschrieben, wie eine korrekte Elektroinstallation auszusehen hat und wie Sie mangelhafte Anlagen auf den neuesten Stand bringen können. Glücklicherweise sind die einfachsten und preiswertesten Maßnahmen häufig auch die wirkungsvollsten. Andererseits können Sie bei aufwendigen Installationen mehrere zehntausend Mark loswerden. Eine völlig feldfreie Wohnung werden Sie aber auch dadurch nicht schaffen.

Das richtige Netz

Das Stromnetz in neueren Gebäuden ist normalerweise mit drei Leitern ausgeführt: der Phase (schwarzes Kabel), dem Neutralleiter (blau) und der Erdung (gelb/grün). Man spricht in diesem Fall vom TN-S-Netz.

In Altbauten finden sich oft nur zweiadrige Leitungen. Bei diesem sogenannten TN-C-Netz sind die Erdkontakte in den Steckdosen oder elektrischen Verbrauchern mit dem blauen Neutralleiter verbunden. Das kann aber gefährlich sein: Wenn der Neutralleiter unterbrochen ist, ist das Gerät nicht geerdet, und es kann am Metallgehäuse zu gefährlich hohen Spannungen kommen.

Fehlende Erdung in Altbauten

▶ Sie können nachprüfen, welche Netz-Variante in Ihrer Wohnung installiert wurde. Drehen Sie eine Sicherung in Ihrem Sicherungskasten heraus und kontrollieren Sie – zum Beispiel mit einer Lampe, die Sie in eine Steckdose stecken –, ob der betreffende Stromkreis auch wirklich abgeschaltet wurde. Schrauben Sie nun die Steck-

Welches Netz hat Ihre Wohnung?

Bitte beachten Sie

Der Einbau elektrischer Leitungen oder das Anbringen fester elektrischer Verbraucher (zum Beispiel Wasserboiler) ist die Aufgabe ausgebildeter Elektriker. Niemals sollten Sie Arbeiten an der Elektroinstallation selbst ausführen. Bei vielen der hier vorgestellten Maßnahmen kommt es auf den korrekten Einbau an. Falsch montierte, feldreduzierende Komponenten können die Belastung mit elektrischen und magnetischen Feldern sogar erhöhen.

dose auf und kontrollieren Sie die daran angeschlossenen Kabel. Führen aus der Wand drei Kabel in die Steckdose und sind diese ordnungsgemäß angeschlossen (gelb-grüner Erdleiter an den Schutzkontakten der Steckdose)? Dann besitzt Ihre Wohnung eine moderne TN-S-Installation. Enden in der Dose nur zwei Kabel, und ist der Schutzkontakt in der Dose mit dem (blauen) Neutralleiter verbunden, handelt es sich um die alte TN-C-Variante.

TN-S, TN-C und TT-Netz

Als dritte Variante gibt es noch das TT-Netz, das eher im dörflichen Bereich zu finden ist. Dabei wird die Erdung des Hausnetzes an Ort und Stelle über einen gut leitenden Erdpfahl vorgenommen, der auch das ganze Gebäude inklusive Gas-, Wasser und Heizungsrohren erdet. Baubiologen bevorzugen die TT-Variante, weil sie vagabundierende Ströme (unten) am besten vermeidet.

▶ Fragen Sie Ihren Stromversorger, welche Netz-Variante bei Ihnen eingebaut ist. Wenn Sie ein Haus bauen oder in einem Altbau die Elektroinstallation erneuern lassen, fragen Sie Energieversorger und Elektriker, ob die Installation eines TT-Netzes möglich ist.

Vagabundierende Ströme

Die ungenügende Erdung in alten Installationen ist häufig die Ursache für sogenannte vagabundierende Ströme. Daran ist nicht allein die Elektrik schuld, sondern ebenso die Ausführung von Wasser-, Heizungs- und Gasrohren. Sind diese nicht an einem gemeinsamen Punkt geerdet – was auch àus Sicherheitsgründen der Fall sein sollte –, so kommt es zu Potentialunterschieden und damit zu vagabundierenden Strömen, die durch feuchte Wände oder metallische Rohre laufen können. Solche Ströme erzeugen nicht selten den Löwenanteil an magnetischen Feldern im Haushalt.

Fehlerströme in feuchten Wänden und metallischen Rohren

Die beste Vorsorge gegen vagabundierende Ströme ist ein im Sicherungskasten montierter Fehlerstrom-Schutzschalter, auch FI-Schalter genannt – eine hochempfindliche Sicherung, die den Stromfluß in Phase und Neutralleiter überwacht. Fließt der Strom nicht vollständig über den Neutralleiter zurück, zum Beispiel weil ein Teil (eben der Fehlerstrom) über Wasserleitungen oder Wände läuft, löst der Schalter aus. Das geschieht schon bei niedrigen Strömen von rund 30 Milliampere. Der FI-Schalter hat noch einen positiven Nebeneffekt: Wenn eine Person die Netzspannung berührt, schaltet der Schutzmechanismus ab, bevor durch den Körper ein lebensgefährlicher Strom fließt.

▶ Prüfen Sie in Ihrem Sicherungskasten, ob ein FI-Schalter vorhanden ist. Sie erkennen ihn an dem entsprechenden Aufdruck, der angibt, bei welchem Fehlerstrom der Schalter auslöst (zum Beispiel 30 Milliampere). Elektroinstallationen in älteren Häusern besitzen normalerweise keinen FI-Schalter. Einen FI-Schalter können Sie vom Fachmann bei einem TN-S-Netz ohne großen Aufwand nachrüsten lassen, beim TT-Netz ist er sogar zwingend erforderlich. Ein älteres TN-C-Netz muß erst auf eine der beiden moderneren Varianten umgerüstet werden.

Der E-Check

Wenn Sie aufgrund der obigen Hinweise vermuten, daß Ihre Elektroinstallation nicht dem neuesten Stand entspricht, sollten Sie einen sogenannten »E-Check« in Ihrer Wohnung machen lassen, den die Elektro-Handwerksbetriebe seit 1997 anbieten.

Noch ist nicht klar, was genau bei diesem Angebot getestet wird. Schildern Sie dem Fachmann Ihrer Wahl die Gegebenheiten in Ihrer Wohnung und fragen Sie ihn, was er alles untersuchen will. Sie sollten darauf bestehen, daß er Ihnen den Typ des Netzes angibt (zwei oder drei Leiter) sowie den Zustand der Erdung aller wichtigen elektrischen Geräte und des gesamten Stromnetzes untersucht. Fragen Sie, welche Möglichkeiten es gibt, die Installation umzurüsten und zum Beispiel einen FI-Schalter oder einen Netzfreischalter (Seite 51) einzubauen. Der E-Check einer Drei-Zimmer-Wohnung wird etwa 200 Mark, der eines Einfamilienhauses etwa 350 Mark kosten.

Überprüfung des häuslichen Stromnetzes

Das richtige Kabel

Um es in der Sprache des Sports zu sagen: Eine korrekte Elektroinstallation ist die Pflicht, wenn man elektrische und magnetische Felder in der Wohnung auf einem normalen Maß halten will. Für die Kür bieten einige baubiologisch orientierte Betriebe Hilfsmittel an, die eine zusätzliche, wenn auch oft nur noch geringe Reduzierung der Felder bewirken.
Ein solches Hilfsmittel sind

**Verdrillte
Kabel mit
Metallhülle**

abgeschirmte Kabel. Im Gegensatz zu herkömmlichen Kabeln haben sie unter dem Kunststoffmantel eine Hülle aus metallischer Folie, die elektrische Felder nahezu vollständig abblockt. Auch wenn magnetische Felder die Abschirmung im Prinzip ungehindert passieren, so geben die aufwendigen Kabel, die von Baubiologen angeboten werden, doch meist ein geringeres Magnetfeld ab. Grund: Die drei Leiter sind in ihrem gemeinsamen Mantel stark gegeneinander verdrillt, so daß sich die magnetischen Felder zum Teil gegenseitig kompensieren.

Die speziellen Kabel werden ebenso wie normale Leitungen in den Wänden unter Putz verlegt. Abgeschirmte Leitungen sind etwa ein Drittel teurer als herkömmliche Kabel: Die preiswerteste Ausführung kostet etwa 3 Mark pro Meter. Dickere Leitungen zur Verteilung des Stroms in mehrere Räume kosten entsprechend mehr. Wichtig ist, daß die Abschirmungen aller Kabel verbunden und an einem gemeinsamen Punkt geerdet sind.

▶ Verwenden Sie abgeschirmte Kabel nur dort, wo sie sinnvoll sind – zum Beispiel im Schlafzimmer oder im Kinder-

zimmer. In einem Neubau ist der Einbau abgeschirmter Leitungen ohne größere Zusatzkosten machbar, wenn er gleich eingeplant wird. In Altbauten sind wegen des hohen Aufwands andere Maßnahmen meist sinnvoller – zum Beispiel der Einbau eines Netzfreischalters (Seite 51).

▶ Wenn Sie abgeschirmte Kabel verlegen lassen, sollten Sie konsequenterweise auf nicht geschirmte Verlängerungskabel mit Mehrfachsteckern und sonstige Netzkabel verzichten. Auf jeden Fall sollten Sie zunächst die einfacheren Sofortmaßnahmen beherzigen (Seite 32).

▶ In Altbauten sind zur Stromverteilung innerhalb des Hauses oft sogenannte Stegleitungen eingebaut. Dabei wurden die einzelnen Leiter mit einem gewissen Abstand parallel verlegt. Solche Leitungen geben hohe Magnetfelder ab. Lassen Sie von einem Fachmann bei einem E-Check klären (Seite 49), welche Leitungen in Ihrem Haus verwendet wurden. Um solche Leitungen etwa in der Nähe von Schlafräumen oder Kinderzimmern durch verdrillte Kabel zu ersetzen, muß allerdings die Wand aufgeklopft werden.

**Bei Altbauten sehr
aufwendig**

**Steckdosen
und Verteiler**

▶ Auch Installationsdosen für Steckdosen oder Kabelabzweigungen für Auf- und Unterputzmontage gibt es in feldarmen Varianten, die kaum teurer sind als herkömmliche Modelle. Abgeschirmte Installationsdosen sind nur in Verbindung mit abgeschirmten Leitungen sinnvoll. Je nach Größe der Wohnung kann es preiswerter sein, einen Netzfreischalter zu verwenden, der alle Kabel und Steckdosen eines Stromkreises vom Netz trennt (unten).

Netzfreischalter – Wunderwaffe mit Tücken

Sogenannte Feldschaltautomaten, meist als Netzfreischalter bezeichnet, sind umstritten: Die einen sehen in ihnen die Wunderwaffe gegen elektrische und magnetische Felder in den eigenen vier Wänden, die anderen halten sie schlicht für Geldmacherei. Was stimmt?
Zunächst die Fakten: Ein Netzfreischalter ist eine kleine Box, die meist in den Sicherungskasten montiert und dort einer bestimmten Sicherung – zum Beispiel fürs Schlafzimmer – zugeordnet ist. Der Schalter überwacht den Stromfluß und trennt den betreffenden Stromkreis vom Netz, wenn der letzte

Verbraucher ausgeschaltet wird. Ein Beispiel: Sie gehen ins Bett und schalten die Nachttischlampe aus. Der Netzfreischalter erkennt, daß kein Strom mehr fließt und legt den kompletten Stromkreis lahm.
Der Vorteil: Sämtliche Leitungen, Steckdosen und Netzkabel des Stromkreises sind hinter dem Netzfreischalter feldfrei, sowohl was elektrische als auch was magnetische Felder angeht. Zur Überwachung des Stromkreises legt der Netzfreischalter lediglich eine Prüfgleichspannung von wenigen Volt auf die Leitung, die aber keine nennenswerten Felder erzeugt.
Was sich auf den ersten Blick so vielversprechend anhört, hat einige Nachteile: Erst wenn wirklich alle Verbraucher, also auch der Radiowecker, abgeschaltet sind, spricht der Netzfreischalter an. Wenn am Stromkreis des Schlafzimmers noch andere Zimmer hängen, was meist der Fall ist, müssen auch dort alle Geräte ausgeschaltet sein. In älteren Häusern

**Wenn Sie
bauen, kön-
nen Sie ohne
großen Mehr-
aufwand
abgeschirmte
Kabel legen
lassen. In
Altbauten ist
ein Netzfrei-
schalter die
einfachere
Alternative.**

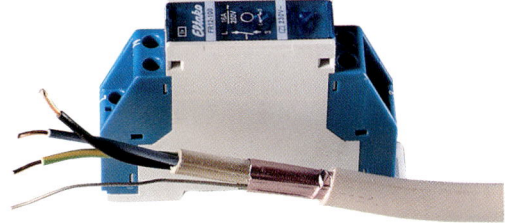

kommt es vor, daß zum Beispiel die Küche samt Kühlschrank am selben Stromkreis hängt wie das Schlafzimmer. Der Netzfreischalter schließt dann zwar den Stromkreis, sobald die Kühlpumpe anspringt, so daß die Kühlung der Lebensmittel gewährleistet ist. Allerdings ist ein ständiges Ein- und Ausschalten nicht der Zweck eines Netzfreischalters: Er soll ja dafür sorgen, daß nachts im Schlafraum keine Felder entstehen.

Nicht für jede Wohnung geeignet

▶ Prüfen Sie, ob die Elektroinstallation in Ihrer Wohnung für den Einbau eines Netzfreischalters geeignet ist. Wenn die Sicherungen nicht beschriftet sind, können Sie einfach durch Herausdrehen oder Abschalten einzelner Sicherungen feststellen, welche Zimmer und welche Verbraucher daran angeschlossen sind. Hängen am Stromkreis, der Schlafzimmer und Kinderzimmer versorgt, keine Dauerverbraucher in anderen Räumen, können Sie einen Netzfreischalter einbauen lassen. Anderenfalls kann der Fachmann mit etwas höherem Aufwand einen Netzfreischalter auch dort anbringen, wo sich die Wandleitungen verzweigen. Dann wird nachts nur die Leitung ins Schlafzimmer getrennt, die Küche wird weiterversorgt.

▶ Praktisch sind Netzfreischalter, die in die Steckdose gesteckt werden und einzelne Geräte abschalten. Nachteil: Sie schalten nur kleine Bereiche eines Zimmers feldfrei, nicht jedoch die Zuleitungen in der Wand. Denselben Effekt erreichen Sie auch mit einem billigeren Stecker mit integriertem Schalter.

Ein weiterer Nachteil: Nicht alle elektrischen Geräte arbeiten mit dem Netzfreischalter reibungslos zusammen. Elektronische Dimmer besitzen einen Entstörkondensator, der auch im ausgeschalteten Zustand einen Blindstrom zieht. Die Folge: Der Netzfreischalter schaltet nicht ab. Bei Leuchtstoffröhren ist es umgekehrt: Sie ziehen einen sehr geringen Anfangsstrom, so daß sich der Netzfreischalter im Ruhezustand möglicherweise nicht wieder einschaltet. Lassen Sie sich vom Hersteller des Freischalters oder vom Elektriker beraten, welche Verbraucher Sie eventuell austauschen müssen.

Unverträglich mit Dimmer und Leuchtstoffröhren

▶ Achten Sie beim Kauf auf einen Netzfreischalter, bei dem sich die Ansprechschwelle einstellen läßt. Die meisten Modelle haben ein Kontroll-Lämpchen, das leuchtet, wenn der Stromkreis vom Netz getrennt wird. Manche Hersteller liefern auch ein Lämpchen mit, dessen Stromverbrauch unterhalb der Ansprechschwelle liegt und das wie ein Nachtlicht in eine Steckdose gesteckt wird. So können Sie vom Bett aus erkennen, ob der Netzfreischalter aktiv ist.

Versteckte Verbraucher beseitigen Dieses Lämpchen ist auch nützlich, um versteckte Verbraucher aufzuspüren. So verbraucht zum Beispiel eine Stereoanlage häufig einen kleinen Strom, selbst wenn sie ausgeschaltet ist. Solche stillen Verbraucher müssen Sie ausstecken, damit der Netzfreischalter seinen Dienst tun kann. Sie sehen also: Ein Netzfreischalter macht nur dann Sinn, wenn Sie diszipliniert alle stillen elektrischen Verbraucher entfernen. Doch gerade dann ist fraglich, ob sich der Einbau der 150 bis 400 Mark teuren Automaten überhaupt lohnt. Denn wenn kein Strom mehr fließt, entstehen auch keine Magnetfelder. Und die elektrischen Felder von Wandkabeln und Steckdosen, die der Netzfreischalter ebenfalls eliminiert, sind relativ schwach und biologisch gesehen weniger wirksam. Deshalb empfehlen wir:

■ Disziplin ist besser als teure Technik. Verhalten Sie sich so, als hätten Sie einen Netzfreischalter eingebaut. Entfernen Sie Dauerverbraucher (Radio-

wecker, Stereoanlage) aus dem Schlafzimmer. Ersetzen Sie diese durch Batteriegeräte, oder schalten Sie sie mit einem Steckerschalter oder einer schaltbaren Mehrfachsteckdose ab. Wenn Sie so alle Voraussetzungen für den Betrieb eines Netzfreischalters geschaffen haben, haben Sie den Netzfreischalter überflüssig gemacht.

Funkfernschalter

Eine Alternative zu herkömmlichen Netzfreischaltern sind Funkfernschalter. Auch sie werden üblicherweise im Sicherungskasten in einen Stromkreis montiert, schalten aber erst dann ab, wenn man über einen kleinen Handsender ein kurzes Funksignal sendet. Mit einem Funkfernschalter schlagen Sie zwei Fliegen mit einer Klappe: Auf Knopfdruck schalten Sie Schlafräume feldfrei, ohne daß Ihnen stille Verbraucher einen Strich durch die Rechnung machen können, und Sie können sich mechanische Schalter an Steckdosen oder Mehrfachsteckern sparen. Ein weiterer Vorteil: Bei Funkfernschaltern mit mehreren Kanälen können Sie verschiedene Stromkreise getrennt schalten, zum Beispiel erst das Kinderzimmer, wenn Ihr Kind

Preiswerte Alternative: Konsequentes Ausschalten

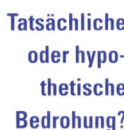

Abschalten per Fernbedienung

schläft, und später das Schlafzimmer, wenn Sie zu Bett gehen. Auch Alarmanlagen oder Außenbeleuchtungen lassen sich damit steuern.

Ein Nachteil der Funkfernschalter: Sie müssen abends selbst ans Ausschalten denken, und morgens müssen Sie erst nach der Fernbedienung suchen, bevor Sie die Nachttischlampe benutzen können. Mit 500 Mark (Einkanal-Ausführung) kosten Funkschalter mehr als normale Netzfreischalter, die es schon ab 150 Mark gibt.

Wohnen unter Hochspannung

Geht es Ihnen auch so? Wenn Sie in der Nähe einer Hochspannungsleitung das Brummen des Wechselstroms hören, wird Ihnen mulmig zumute? Das ist völlig normal: Allein die Größe der Masten und das Gefühl, mit einer unsichtbaren Kraft konfrontiert zu sein, läßt vielen Menschen die Nackenhaare zu Berge stehen. Psychologen bestätigen, daß allein der Anblick einer Hochspannungsleitung in der Nähe der eigenen Wohnung krank machen kann. Ob solche Gesundheitsstörungen tatsächlich nur Einbildung

Tatsächliche oder hypothetische Bedrohung?

oder nicht doch manchmal auch echt sind, kann niemand mit Sicherheit beantworten.

Warum Hochspannung?

Vielleicht erinnern Sie sich noch an das erste Kapitel. Dort wurde erklärt, daß die Leistung, die die Stromverbraucher dem Netz des Energieversorgers entnehmen, das Produkt aus Spannung und Strom ist. Bei konstanter Spannung erfordert ein hoher Leistungskonsum also einen hohen Stromfluß. Doch das ist ein Problem: Hohe Ströme bedeuten hohe Verluste, sozusagen durch die elektrische Reibung im Kabel. Zudem erzeugen hohe Ströme starke Magnetfelder. Insofern ist es ein großer Vorteil, Energie auf hohe Spannungen zu transformieren und mit relativ kleinen Strömen über weite Entfernungen zu transportieren.

Nur mit hohen Betriebsspannungen können Fernleitungen die elektrische Energie ohne große Verluste transportieren.

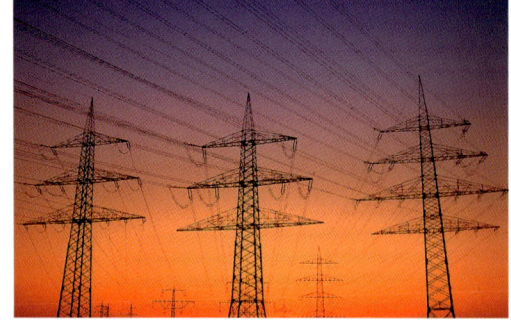

Die Felder einer Hochspannungsleitung

Welche Felder eine Hochspannungsleitung erzeugt, hängt ab von der Betriebsspannung – sie beeinflußt die Höhe des elektrischen Feldes – sowie vom Strom – er beeinflußt das magnetische Feld. Während das elektrische Feld durch alle möglichen Hindernisse abgeschirmt wird, ist das magnetische Feld ziemlich penetrant.

Bäume und Häuser bieten Schutz

● Elektrisches Feld: Es beträgt in der Trassenmitte bis zu 4200 Volt pro Meter. Geerdete und feuchte Objekte mit guter Leitfähigkeit wie Häuser aus Stein oder Bäume reduzieren das Feld erheblich, hinter einem Baum sinkt es um 10 bis 50 Prozent. Wenn Sie also wegen eines Baumes oder eines Nachbarhauses keinen Blickkontakt zur Hochspannungsleitung haben, liegt Ihre Woh-nung in einem »Feldschatten«. Das elektrische Feld ist dann in der Regel verschwindend gering.
● Magnetisches Feld: Messungen zufolge beträgt es in der Trassenmitte zwischen 1 und 2 Mikrotesla, nachts fällt es auf 0,5 Mikrotesla. Das magnetische Feld wird durch Bäume oder Häuser fast nicht geschwächt. Auch wenn Sie keinen Blickkontakt zur Hochspannungs-leitung haben, wirkt es mit unverminderter Intensität. Da Magnetfelder im Verdacht stehen, den Hormonhaushalt zu stören, sollten Sie auf einen ausreichenden Abstand zwischen Wohnung und Leitung achten.

Ungeschwächte Magnetfelder

Auf den Abstand kommt es an

Wieviel Sie von den Feldern einer Hochspannungsleitung in Ihrer Wohnung »spüren«, hängt sehr vom Abstand ab. Legt man die Grenzwerte des Katalyse-Instituts (Seite 17) zugrunde, ergeben sich für die in Deutschland üblichen Hochspannungsleitungen folgende Abstände:

Betriebsspannung	Mindestabstand	Unbedenklichkeitsabstand
20 Kilovolt	15 Meter	80 Meter
110 Kilovolt	20 Meter	95 Meter
220 Kilovolt	30 Meter	120 Meter
380 Kilovolt	40 Meter	160 Meter

Wissenschaftliche Untersuchungen deuten darauf hin, daß es unterhalb des Mindestabstands in einigen wenigen Fällen zu Gesundheitsschäden kommen könnte, oberhalb des Unbedenklichkeitsabstands gab es bisher keine Anzeichen.

▶ Informieren Sie sich gegebenenfalls bei Ihrem Elektrizitätsversorger über die Spannung, mit der die Hochspannungsleitung betrieben wird. Im Prinzip gilt: Je höher die Masten, um so höher die Spannung.

▶ Messen Sie die Entfernung Ihres Hauses beziehungsweise Ihrer Wohnung von der Hochspannungstrasse. Dabei kommt es nicht auf absolute Exaktheit an; es reicht die Entfernung zur Trassenmitte auf einige Meter genau zu ermitteln. Messen Sie den Abstand, indem Sie Ihre Schrittlänge bestimmen und die Schritte zählen. Wenn Häuser dazwischen stehen, können Sie die Entfernung zur Leitung anhand einer Karte mit entsprechendem Maßstab ermitteln, die Sie bei Ihrer Stadtverwaltung einsehen können.

Ermitteln Sie Spannung und Entfernung

● Liegt Ihre Wohnung innerhalb des Mindestabstands? Das ist zwar kein Grund zur Panik, denn die Wahrscheinlichkeit, daß Sie in Folge zu hoher Felder erkranken, ist gering. Dennoch sollten Sie von Ihrem Energieversorger eine Messung der Felder in Ihrer Wohnung verlangen. Bei besonders hohen Feldstärken sollten Sie einen Umzug in Erwägung ziehen, vor allem wenn Sie Kinder haben.

● Liegt Ihre Wohnung zwischen Mindestabstand und Unbedenklichkeitsabstand? Auch dann sollten Sie Ihr Energieversorgungsunternehmen auffordern, die Feldbelastung zu messen. Entscheiden Sie anhand obiger Empfehlung, ob die Feldstärken für Sie noch tolerierbar sind oder nicht.

▶ Wenn Ihre Kinder Schulen oder Kindergärten besuchen, die innerhalb des empfohlenen Mindestabstands (Seite 55) zu einer Hochspannungsleitung liegen, sollten Sie darauf achten, daß sich die Kinder nicht ständig dort aufhalten, sondern im Laufe des Tages auch andere Plätze aufsuchen, die weitab von den Leitungen liegen. Vielleicht werden Sie in einer Eltern- oder Bürgerinitiative aktiv. Wenn die Stadtplaner den Widerstand der Bevölkerung spüren, werden sie in Zukunft bei der Planung neuer Wohngebiete und beim Bau von Kindergärten, Schulen und Spielplätzen umsichtiger sein.

Rücksicht auf Kindergärten und Schulen

Noch ein Hinweis zu den Transformatorenhäuschen, die häufig in Wohngebieten, manchmal sogar im Keller stehen: Ihre Magnetfelder fallen in der Regel in einer Entfernung von 5 bis 10 Metern unter die hier empfohlenen Grenzwerte ab. Bei einem geringeren Abstand zwischen Ihrer Wohnung und dem Transformator sollten Sie eine Messung veranlassen.

Strom vom Dach

Viel bedeutsamer für die Belastung durch elektrische und magnetische Felder als Hochspannungsleitungen sind die Zuleitungen ins Haus. Wenn Sie in einem älteren Haus auf dem Land wohnen, erhalten Sie den Strom möglicherweise übers Dach geliefert. Ein Blick aufs Dach schafft Klarheit: Dort steht ein kleiner Ständer, von dem aus mehrere Kabel zu einem Verteilermast gehen. Diese sogenannten Ständerlei-

Bei einer Ständerleitung auf dem Dach treten vor allem in den oberen Zimmern höhere Felder auf.

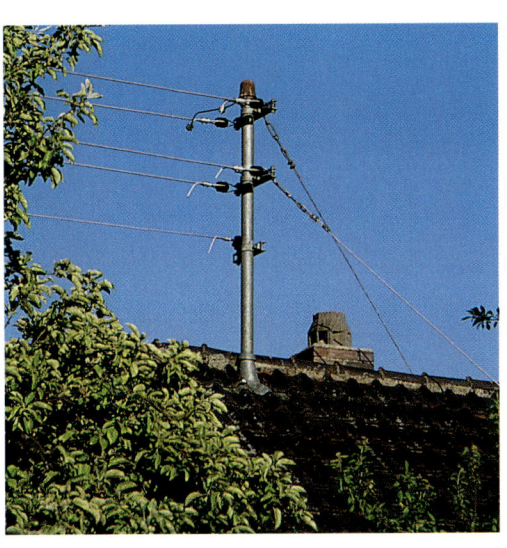

tungen erzeugen zwar direkt am Kabel niedrigere Felder als Hochspannungsleitungen, da Sie aber direkt ins Haus führen, ist der Abstand so gering, daß die meßbaren Felder – vor allem in der Dachwohnung – weit höher liegen.

▶ Veranlassen Sie eine Messung der Felder in Ihrer Wohnung. Beachten Sie dabei, daß die Zuleitung vom Dach meist zuerst in den Keller geführt und von dort in die einzelnen Wohnungen verteilt wird. Entlang der Leitung können erhöhte Feldstärken auftreten. In diesem Fall sollten Sie Gegenmaßnahmen ergreifen, indem Sie zum Beispiel den Schlafplatz verlegen.

▶ Fragen Sie Ihren Energieversorger, ob er die Ständerleitung durch ein Erdkabel ersetzt. Darauf besteht sogar ein Rechtsanspruch, doch dazu müssen Sie nachweisen, daß die Leitung Sie »in unzumutbarer Weise belastet«. In der Regel müssen Sie den Umbau aber aus eigener Tasche bezahlen. Wenn eine Verlegung nicht möglich ist: Auch durch Abschirmen und Verdrillen der Kabel lassen sich die Felder deutlich verringern.

Maßnahmen zur Feldverringerung

Starke Felder im Verkehr

Neben Hochspannungsleitungen verursachen Eisenbahnen und Bahnen des Nahverkehrs die höchsten Felder in öffentlich zugänglichen Bereichen. Die Bundesbahn betreibt ihre Oberleitungen mit 15 000 Volt bei einer Frequenz von 16 $^2/_3$ Hertz.
Messungen haben ergeben, daß das elektrische wie das magnetische Feld deutlich unter den Grenzwerten der neuen Elektrosmog-Verordnung liegt. So **Kleine** beträgt das Magnetfeld im **Magnet-** Abteil oder am Bahnsteig zwi- **felder am** schen 1 und 20 Mikrotesla – **Bahnsteig** auch wenn der Zug gerade nicht fährt oder sich kein Zug im Bahnhof befindet.
S-, U- und Straßenbahnen werden ebenfalls mit Wechselspannung betrieben, zum Teil aber auch mit Gleichspannungen von 600 oder 700 Volt. Dabei entstehen am Bahnsteig statische Magnetfelder von rund 50 Mikrotesla, was der Stärke des Erdmagnetfeldes entspricht und die Gesundheit nach heutigem Wissensstand nicht gefährdet.

▶ Ihre Wohnung sollte zur Bahnstrecke einen Abstand von mindestens 15 Metern haben, besser sind 30 Meter.

Aus baubiologischer Sicht weit interessanter als die Ströme in Oberleitung und Schiene sind sogenannte vagabundierende Ströme. Sie entstehen, weil die Schwellen der Gleise nicht völlig gegen den Boden isoliert sind. So fließen rund 20 Prozent **Vagabundie-** des Stromes durchs Erdreich **rende** und unter ungünstigen Umstän- **Ströme** den in Wasserleitungen und Häuser. In größerer Entfernung zur Bahnlinie können die Magnetfelder aufgrund vagabundierender Ströme höher sein als durch die Oberleitung.

▶ Vagabundierende Ströme können Sie nur durch eine Messung aufspüren. Wenn Sie also in der Nähe einer Bahnlinie wohnen, sollten Sie die Magnetfelder von einem Fachmann des Verkehrsbetriebs bestimmen lassen. Falls in Ihrem Haus tatsächlich solche Geisterströme auftreten, sollten Sie einen Fachmann nach Gegenmaßnahmen fragen. Manchmal hilft ein Kunststoff-Isolierstück in der Wasserleitung, um die Ströme im Haus zu unterbrechen.

Mobiltelefon und PC

Handy – Fluch oder Segen?

Das Mobiltelefon – kurz: Handy – spaltet die Menschen in zwei Lager: Die einen fühlen sich genervt, wenn das Handy des Sitznachbarn im Zug zum x-ten Mal seine Signalmelodie dudelt, die anderen können sich ein Leben ohne ihr Handy gar nicht mehr vorstellen. Ob das Handy wirklich die große Freiheit bringt oder ob es nur das Statussymbol der Neunziger ist, sei dahingestellt. Tatsache ist: Mobiltelefonieren erlebt zur Zeit einen ungeheuren Boom. Dank erschwinglicher Preise und handlicher Geräte greifen auch immer mehr Privatpersonen zum Handy statt zum Festnetztelefon. Bis Anfang 1997 haben 6 Millionen Deutsche ein

Millionen Kunden im Netz

Mobiltelefon gekauft, bis zum Jahr 2000 sollen es insgesamt 13 Millionen sein.
In Deutschland gibt es zur Zeit vier Mobilfunknetze, für ein weiteres – das E-2-Netz – wurde bereits eine Lizenz erteilt.
Zum Mobiltelefon-Boom haben vor allem die digitalen D- und E-Netz-Handys beigetragen. Sie sind leicht und handlich und bieten eine gute Übertragungsqualität. Sie haben aber auch einen Nachteil: Je höher die Basisfrequenz des Netzes ist, um so geringer ist die Reichweite der Signale. Genügten im C-Netz noch 1500 Basisstationen für eine flächendeckende Versorgung, sind es in den D-Netzen jeweils 3500 Stationen, in den E-Netzen sogar 5000 Stationen. Deswegen werden auch in Wohngebieten immer mehr Funktürme errichtet.

Immer mehr Basisstationen

Netz	Basisfrequenz	Standard	Betreiber	in Betrieb seit
C	450 Megahertz	analog	Post	1984
D-1	900 Megahertz	digital	Telekom	1992
D-2	900 Megahertz	digital	Mannesmann	1992
E-plus	1800 Megahertz	digital	Thyssen/VEBA	1994
E-2	1800 Megahertz	digital	VIAG/Interkom	Lizenz erteilt

Krank durch Mobilfunk?

Seit es die schicken Handys gibt, gibt es Warnungen von Strahlenschutzexperten, die auf mögliche Gesundheitsschäden durch die Funkwellen hinweisen. Sie sehen zwei Gefahren:

Mögliche Wärmeschäden durch Funkwellen

● Hochfrequenzwellen, die von den Handys ausgehen, könnten zu Trübungen der Augenlinse (grauer Star) oder zu Störungen des Stoffwechsels und des Nervensystems führen.

● Die Signale der Basisstationen könnten Anwohnern schaden, die in unmittelbarer Nähe des Sendeturms wohnen.

Anders als niederfrequente elektrische und magnetische Felder richten hochfrequente elektromagnetische Wellen im Organismus vor allem thermische Schäden an, das heißt, die in das Gewebe eingestrahlte Leistung führt in bestimmten Körperregionen zu einer Erwärmung. Die meisten Organe kommen damit problemlos zurecht, sie gleichen die erhöhte Temperatur wieder aus. Andererseits gibt es Organe wie zum Beispiel das Auge, die eine schlechte Temperaturregulation haben. Eine ständige Bestrahlung des Kopfbereichs kann also unter Umständen die Bildung des grauen Stars fördern.

Besonders empfindlich: das Auge

Um das zu vermeiden, toleriert das Bundesamt für Strahlenschutz (BfS) eine maximale Temperaturerhöhung von 0,5 bis 1 Grad Celsius. Je nach Leistung eines Handys empfiehlt das BfS, Mindestabstände zur Antenne einzuhalten.

Die BfS-Empfehlung bezieht sich allein auf die Vermeidung thermischer Effekte. Die digita-

Netz	Leistung des Handys	Mindestabstand
C	0,5 Watt	kein Mindestabstand
	1 Watt	4 Zentimeter
	5 Watt	20 Zentimeter
	20 Watt	40 Zentimeter
D	2 Watt	kein Mindestabstand
	4 Watt	3 Zentimeter
	8 Watt	5 Zentimeter
E	1 Watt	kein Mindestabstand
	2 Watt	3 Zentimeter
	8 Watt	7 Zentimeter

len D- und E-Netze arbeiten aber mit gepulsten Signalen. Beim D-Netz beträgt die Pulsfrequenz 217 Hertz. Ob von diesen niederfrequenten Signalen gesundheitliche Gefahren ausgehen, ist noch unklar.

Mobiltelefonieren ohne schlechtes Gewissen

Nach wie vor gibt es Kritiker, die vor dem Gebrauch von Handys warnen. Dieser Warnung möchte sich dieses Buch nicht anschließen. Die Konsumenten haben längst entschieden, daß sie bereit sind, das Risiko zu tragen, das von Mobiltelefonen ausgehen könnte. Völlig praxisfern ist die Empfehlung, die Handys nur in einem bestimmten Abstand vom Kopf zu betreiben: Erstens versteht der Besitzer seinen Gesprächspartner nicht mehr und zweitens drückt er das Handy schon aus Gewohnheit ans Ohr. Solche Empfehlungen wälzen die Verantwortung auf den Benutzer ab, was die Regeln der Produkthaftung auf den Kopf stellt.

Die Belastung minimieren ▶ Möglichst gering halten Sie die Belastung, wenn Sie bei der Benutzung Ihres Handys die folgenden Hinweise beachten:
● Fragen Sie beim Kauf eines Handys nach der maximalen Ausgangsleistung. Sie sollte unter 2 Watt (D-Netz) liegen – weniger ist mehr. Achten Sie darauf, daß das Gerät die Ausgangsleistung bei gutem Empfang automatisch herunterregelt – das ist bei Handys heute Standard. Damit ist eine kritische Temperaturerhöhung im Kopfbereich praktisch ausgeschlossen. Zunehmend rüsten die Hersteller die Mobiltelefone mit speziellen Antennen aus, die ihre Hauptleistung in die vom Kopf abgewandte Richtung abstrahlen. Fragen Sie beim Kauf nach solchen Modellen.

Wichtig: die Ausgangsleistung des Handys

● Benutzen Sie das Handy, um für andere erreichbar zu sein oder um an abgelegenen Orten zu telefonieren. Wenn Sie ein längeres Gespräch führen möchten und ein normales Telefon in der Nähe ist, sollten Sie dieses benutzen. Das minimiert die Strahlenbelastung und ist zudem preisgünstiger.
● Benutzen Sie Ihr Handy nicht im Auto. Das Fahrzeug wirkt für die hochfrequenten Signale wie ein Käfig. Deshalb ist die Strahlenbelastung im Auto deutlich höher. Wenn Sie häufiger im Auto telefonieren müssen, sollten Sie ein spezielles Modell für die Fahrzeug-Montage wählen, das mit einer Außenantenne verbunden ist. Übrigens: Kanadische Forscher haben herausge-

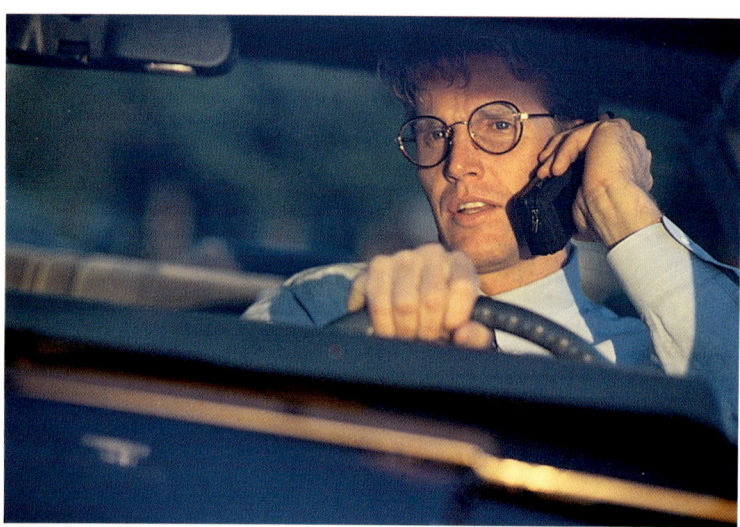

Wer öfter vom Auto aus telefonieren muß, sollte ein Autotelefon mit Außenantenne einbauen lassen oder das Handy nur außerhalb des Wagens benutzen.

funden, daß sich das Risiko eines Verkehrsunfalls vervierfacht, wenn während der Fahrt telefoniert wird.

● Wenn Sie einen Herzschrittmacher tragen, sollten Sie das Handy niemals in der Brusttasche im Stand-By-Modus aufbewahren. Wenn ein Anruf eingeht, schaltet das Handy für einige Sekunden auf volle Leistung und kann den Herzschrittmacher aus dem Takt bringen. Das Handy also in der Hosentasche aufbewahren.

● Nehmen Sie Rücksicht. Nicht jeder mag es, wenn im Restaurant am Nebentisch telefoniert wird. Denken Sie außerdem daran, daß zum Beispiel Hörgeräte oder medizinische Apparate in Krankenhäusern von

Störsignale für Herzschrittmacher und Hörgeräte

den Mobilfunk-Signalen gestört werden können. Wenn Sie also jemand bittet, woanders zu telefonieren, sollten Sie das tun.

Funktürme unter Beschuß

Wo Handys sind, sind die Basisstationen der Mobilfunknetze nicht weit. Sie vermitteln die Gespräche unter den Teilnehmern und sind so postiert, daß jeder Handy-Besitzer sich immer in Reichweite mindestens einer Basisstation befindet. Diese flächendeckende Versorgung erfordert es, daß die Funkanlagen auch mitten in Wohngebieten errichtet werden. Zu Beginn des Mobilfunk-Booms hat es etliche Gerichts-

Basisstationen in Wohngebieten

verfahren gegeben, weil sich Anwohner gegen geplante Funktürme zur Wehr setzten. Einige Gerichte gaben den Klagen statt und setzten den Bau mancher Basisstationen aus, andere kamen zu gegensätzlichen Urteilen. Mit dem Erfolg ihrer Netze hat die Mobilfunk-Branche jedoch inzwischen Fakten geschaffen, gegen die auch Kritiker kaum noch Chancen haben.

Im nachhinein kann man sagen, daß die Belastung durch die Funktürme eher überschätzt wurde. Die Basisstationen werden mit relativ geringen Leistungen betrieben (in der Regel 50 Watt) und sind damit weit schwächer als viele Fernseh- oder Radiosender. Für Basisstationen der D-Netze empfiehlt der D2-Betreiber Mannesmann folgende Abstände zur Antenne:

Abstand	Empfehlung
bis 1 Meter	Aufenthalt verboten
1 bis 2,5 Meter	6 Stunden beruflicher Aufenthalt
ab 2,5 Meter	unbegrenzter Aufenthalt

Natürlich sind diese Empfehlungen mit Vorsicht zu genießen. Ein Netz-Betreiber wie Mannesmann hat kein Interesse, allzu große Abstände zu den eigenen Basisstationen zu empfehlen. So liegt den Werten nur die Vermeidung thermischer Effekte – die Erhöhung der Gewebetemperatur – auf Basis der bekannten Grenzwerte zugrunde. Mögliche Gesundheitsprobleme, die auf nichtthermischen Effekten beruhen, berücksichtigt die Tabelle nicht. Das Katalyse-Institut empfiehlt deshalb zwei- bis viermal größere Abstände, die auch nichtthermische Effekte ausschließen sollen. Wer sich länger in der Nähe einer Mobilfunk-Basisstation aufhält, sollte also mindestens einen Abstand von 5, besser 10 Metern einhalten.

10 Meter Sicherheitsabstand

▶ Wenn in Ihrem Wohnviertel eine Funkstation gebaut werden soll, fragen Sie den Betreiber, welchen Abstand er zu den Häusern im Umkreis eingeplant hat. Dabei ist nicht die Entfernung des Mastes vom Haus entscheidend, sondern der Abstand zwischen der eigentlichen Antenne und Ihrer Wohnung. In der Regel werden die Sender so montiert, daß ein Abstand von etlichen Metern eingehalten wird. Wenn Ihre Wohnung sehr nahe an der Sendeanlage liegt und Sie Vorsorge treffen wollen, können Sie besonders exponierte Räume vor den Mobilfunksignalen abschirmen (Seite 39).

Radio, Fernsehen und Radar

Der Mobilfunk ist nur ein schmaler Ausschnitt aus dem Spektrum hochfrequenter elektromagnetischer Wellen. Zwischen 30 000 Hertz und rund 35 Milliarden Hertz tummeln sich allerlei Radiosender, Fernsehsender, CB-Funk, Diebstahlsicherungen und Radargeräte. Für alle diese Anwendungen detaillierte Verhaltensregeln anzugeben, ist fast unmöglich. Die folgende Tabelle gibt einen Überblick, welche Frequenzen

Vielzahl von Frequenzen

sie belegen und wie groß der Mindestabstand sein muß, damit die Richtwerte des Bundesamtes für Strahlenschutz eingehalten werden.

Ob die Richtwerte auch bei jahrelanger Einwirkung der Strahlen zur Gesundheitsvorsorge genügen, ist unklar (Seite 16, 61). Meine Empfehlung lautet daher: Achten Sie darauf, daß Ihre Wohnung von der Hochfrequenzquelle den doppelten Mindestabstand entfernt ist. Trotz der relativ großzügigen Grenzwerte ist die Sorge in der Bevölkerung, Hochfrequenz-

Übertriebene Sorge?

Quelle	Frequenz(-bereich)	Sendeleistung	Mindestabstand
Mittelwellensender	0,5 bis 1,4 Megahertz	1,8 Megawatt	350 Meter
Kurzwellensender	6 bis 10 Megahertz	750 Kilowatt	220 Meter
Ultrakurzwellensender	88 bis 108 Megahertz	100 Kilowatt	250 Meter
CB-Funk, Walkie-Talkies	27 Megahertz	4 Watt	kein Mindestabstand
Fernsehsender (VHF)	174 bis 216 Megahertz	300 Kilowatt	150 Meter
Fernsehsender (UHF)	470 bis 890 Megahertz	5 Megawatt	75 Meter
Mobilfunk D-Netz (Basis)	890 bis 960 Megahertz	50 Watt/Kanal	2,5 Meter
Mobilfunk D-Netz (Handy)	890 bis 960 Megahertz	2 Watt	kein Mindestabstand
Mikrowelle	2450 Megahertz	verschieden	5 Zentimeter
Diebstahlsicherung	900 bis 10 000 Megahertz	verschieden	kein Mindestabstand
Radar (Flugüberwachung, Militär)	1000 bis 10 000 Megahertz	20 Kilowatt	100 Meter
Verkehrsradar	9000 bis 35 000 Megahertz	100 Milliwatt	kleiner ein Meter

sender könnten krank machen, meist unbegründet. In der Regel ist die Entfernung deutlich größer als der Mindestabstand. Bedenken Sie, daß es bei der Entfernung nicht auf den Abstand zum Sendemast, sondern zum eigentlichen Sender ankommt, der meist an der Spitze des Mastes montiert ist. Nähere Informationen zu Radio- und Mikrowellen erhalten Sie vom Bundesamt für Strahlenschutz (Adresse Seite 93).

Entscheidend: der Abstand zur Mastspitze

Schutz vor dem Bildschirm

Wenn die Marktforscher recht haben, werden 1997 erstmals mehr Personalcomputer verkauft als Fernseher. In ein paar Jahren soll in jedem Haushalt ein PC stehen.
Der Trend zum Computer beschränkt sich nicht nur auf die Freizeit: Auch im Beruf ist der PC längst nicht mehr wegzudenken. Schätzungen besagen, daß im Jahr 2010 schon 95 Prozent aller Arbeitsplätze mit einem Computer ausgerüstet sein werden.
Die zunehmende Computerisierung in den Betrieben hat aus der Sicht der Arbeitsmediziner auch Nachteile: Sie berichten

Mehr PC – mehr Strahlung?

von vielfältigen Gesundheitsbeschwerden von PC-Arbeitern:
● Nacken-, Schulter-, Rücken- und Kopfschmerzen
● Verschlechterung des Sehvermögens
● Korrosion von Amalgam-Zahnfüllungen
● Reizbarkeit, Depression, Schlafprobleme und vieles mehr.
Viele dieser Symptome lassen sich auf die schlechte Körperhaltung am Arbeitsplatz oder auf die mangelnde Bildqualität der Computer-Monitore zurückführen. Auch Streß und das hohe Arbeitstempo fordern Tribut.
In den achtziger Jahren wurde erstmals der Verdacht geäußert, Bildschirme könnten mit ihren elektromagnetischen Feldern bestimmte Krankheiten auslösen. Auf die unzähligen Studien mit ihren zum Teil gegensätzlichen Interpretationen soll hier nicht weiter eingegangen werden. Fest steht: In neueren Untersuchungen fanden die Forscher kein erhöhtes Risiko für Fehlgeburten oder Mißbildungen. Vielleicht liegt das auch daran, daß die Bildschirme seit Einführung der ersten Personalcomputer Anfang der Achtziger erheblich besser geworden sind. Sie strahlen heute nur einen Bruchteil der damals üblichen Felder ab.

Verbesserte Monitore

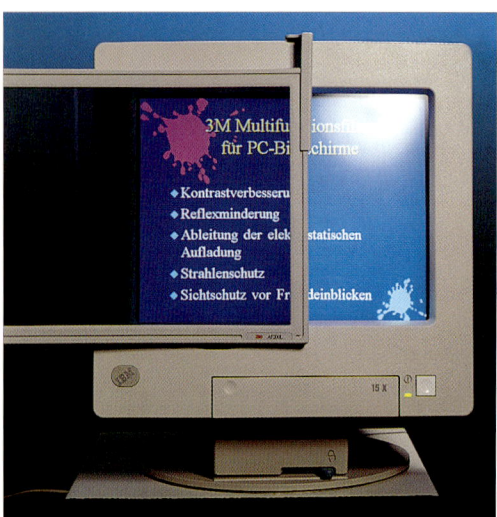

Feld durch Aufstellen der Körperhärchen oder durch ein leises Knistern bemerkbar, wenn man mit der Hand über die Scheibe streicht. Außerdem beklagen Brillenträger, daß die Gläser ihrer Brille schnell verschmutzen. Moderne Monitore besitzen eine geerdete Beschichtung, die ein Aufladen des Bildschirmes und damit das Bombardement mit Staub verhindert.

▶ Wenn Ihr Monitor ein starkes elektrostatisches Feld erzeugt, Sie den Monitor aber nicht durch einen neuen ersetzen wollen, sollten Sie einen Bildschirmfilter vor der Mattscheibe installieren. Am besten eignen sich beschichtete Glasfilter mit einer eigenen Erdung. Sie verhindern das Verstauben des Bildschirmes und reduzieren das elektrische Feld deutlich. Gute Bildschirmfilter verbessern ganz nebenbei auch noch den Bildkontrast bei gleichbleibender Helligkeit des Bildschirmes.

▶ Elektrostatische Felder machen sich bevorzugt in trockenen Räumen bemerkbar. Vor allem während der Heizperiode sollten Sie für eine ausreichende Luftfeuchtigkeit sorgen, zum Beispiel mit Heizkörper-Verdampfern.

Mit einem Bildschirmfilter können Sie das elektrische Feld des Monitors deutlich reduzieren.

Feldsalat im Büro

Im Gegensatz zu vielen Haushaltsgeräten, die nur in einem engen Frequenzbereich Felder abstrahlen – zum Beispiel bei 50 Hertz –, sind Bildschirme wahre Allrounder: Vom elektrostatischen Feld (0 Hertz) bis zu elektromagnetischen Wellen von 400 Kilohertz geben sie eine große Palette von Frequenzen ab.

Das elektrostatische Feld entsteht durch die Hochspannung, die an der Bildröhre anliegt. Es bewirkt, daß Staubpartikel – je nach Ladung – von der Mattscheibe magisch angezogen beziehungsweise abgestoßen werden. Bei alten Bildschirmen macht sich das elektrostatische

Auch feuchte Luft schafft Abhilfe

▶ In Großraumbüros kommt es oft vor, daß zwei oder mehr Monitore nahe beieinander stehen, zum Beispiel wenn die Rückwand eines Monitors in den Arbeitsplatz eines Kollegen hineinragt. Versuchen Sie und Ihre Kollegen, die Monitore so auf der Arbeitsfläche zu verschieben, daß ein ausreichender Abstand zum Nachbarn eingehalten wird.

50 cm Mindestabstand

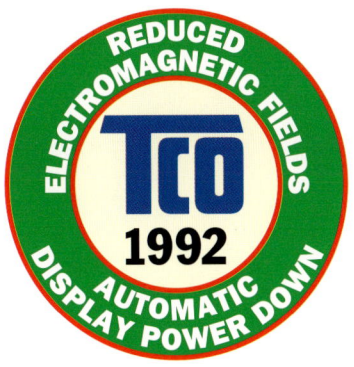

Achten Sie bei Bildschirmkauf auf die TCO-Plakette, die schwächere Felder und eine Energiesparschaltung garantiert.

Die »Schweden-Norm«

Die MPR-II-Empfehlung – hierzulande auch als »Schweden-Norm« tituliert – wurde in ihrer jetzigen Fassung 1990 vom Staatlichen Amt für Technische Akkreditierung in Schweden formuliert. Sie hat den vorbeugenden Gesundheitsschutz zum Ziel und sieht für Bildschirme in 50 Zentimetern Abstand folgende Grenzwerte vor:

Während die Hersteller anfangs große Schwierigkeiten hatten, die Norm zu erfüllen, unterschreiten heute Marken-Bildschirme die MPR-II-Werte zum Teil deutlich. 1991 formulierten schwedische Gewerkschaften die sogenannte TCO-Norm, deren Grenzwerte noch etwas strenger sind, und stellten ein Jahr später eine entsprechende Umweltplakette vor (TCO-92), inzwischen gibt es die TCO-95-Norm (siehe Abb. Seite 68).

Frequenz	5–2000 Hertz	2000–400000 Hertz
Elektrisches Feld	25 Volt pro Meter	2,5 Volt pro Meter
Magnetisches Feld	0,25 Mikrotesla	0,025 Mikotesla

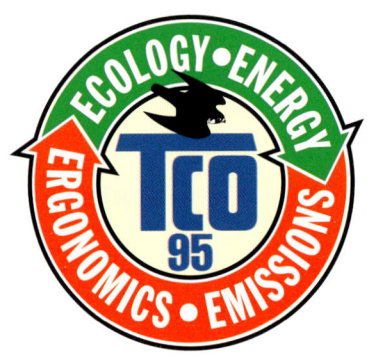

Achten Sie beim Neukauf eines Bildschirms darauf, daß dieser die MPR-II- beziehungsweise die TCO-92(95)-Empfehlungen (erkennbar an der TCO-Plakette) erfüllt und über die Power-Down-Schaltung verfügt. Der Hinweis »strahlungsarm« genügt nicht.

Der wesentliche Fortschritt der TCO-Empfehlung sind nicht die schwächeren Felder, sondern der vorgeschriebene »Power-Down-Modus«, oft auch als »Öko-Modus« oder »Energiespar-Schaltung« bezeichnet. Ein damit ausgerüsteter Monitor begibt sich in einen Ruhezustand, wenn sich das Bild einige Minuten nicht verändert. Im Ruhezustand wird das Bild dunkel, der Stromverbrauch sinkt, und die Felder gehen stark zurück. Bei einem Mausklick oder einer Tastatureingabe schaltet sich der Monitor sofort wieder an. Vor allem

wenn Sie Ihren PC den ganzen Tag eingeschaltet haben, ihn aber nur ab und zu benutzen, reduziert der Ruhemodus deutlich die Feldbelastung.

Bildschirmschoner sind nett anzusehen, ansonsten aber unnütz. Deaktivieren Sie diese Option in Ihrer Software – vor allem wenn Ihr Monitor über einen Power-Down-Modus verfügt. Früher sollten Bildschirmschoner das Einbrennen der Leuchtschicht verhindern, heute dienen blubbernde Fische oder wirbelnde Tornados eher der Unterhaltung in Arbeitspausen. Das hat zur Folge, daß der Bildschirm auch dann aktiv ist, wenn Sie gar nicht am PC arbeiten – die Energiespar-Schaltung wird in diesem Fall nicht aktiviert, und Sie haben die volle Feldbelastung.

Verzichten Sie auf Bildschirmschoner

Darüber hinaus können Sie durch Ihr Verhalten beim Kauf und beim Gebrauch dazu beitragen, daß Ihr Monitor Ihre Gesundheit so wenig wie möglich belastet. Hier ein paar Tips:
● Schalten Sie den Bildschirm während längerer Arbeitspausen aus, wenn Sie keinen Monitor mit Öko-Modus haben – der Stromzähler wird es Ihnen danken. Wenn Sie den PC währenddessen weiterlaufen lassen, kön-

nen Sie innerhalb weniger Sekunden weiterarbeiten.

● Große Bildschirme mit 20 oder 21 Zoll (etwa 50 Zentimeter) Bildschirmdiagonale geben etwas stärkere Felder ab als kleinere Monitore und verbrauchen mehr Strom. Überlegen Sie sich, ob Sie die große Darstellungsfläche brauchen. 17-Zoll-Schirme bieten für die meisten Programme ausreichend Platz.

Den richtigen Bildschirm kaufen

● Wenn Sie nur Texte erfassen möchten und auf Multimedia-Schnickschnack verzichten können, wählen Sie einen guten Schwarz-Weiß-Monitor. Diese geben geringere Felder ab und haben häufig ein schärferes Computerbild.

● Achten Sie auf das TÜV-Siegel. Es bietet unter anderem die Gewähr, daß der Bildschirm eine gute Bildqualität besitzt.

● Der Bildschirm sollte eine Bildwiederholfrequenz von deutlich über 70 Hertz besitzen, damit die Augen kein Flimmern wahrnehmen. Achten Sie darauf, daß die Grafikkarte im PC diese schnelle Bildrate auch bereitstellt.

● Die Empfehlung »Abstand halten« gilt auch für Computer-Bildschirme: Die in der MPR-II-Norm zugrunde gelegten 50 Zentimeter sollten Sie nicht unterschreiten.

● Wählen Sie die Auflösung Ihrer Grafikkarte (Zahl der horizontalen Bildpunkte mal Zahl der vertikalen Bildpunkte) so, daß die Zeichen auch aus größerer Entfernung noch gut lesbar sind. Die höchste Auflösung eines Monitors ist eher ein theoretischer Wert, den Sie nicht unbedingt ausreizen müssen.

Für größeren Abstand niedrigere Auflösung wählen

● Tips zum Gebrauch von Laptops finden Sie auf Seite 83.

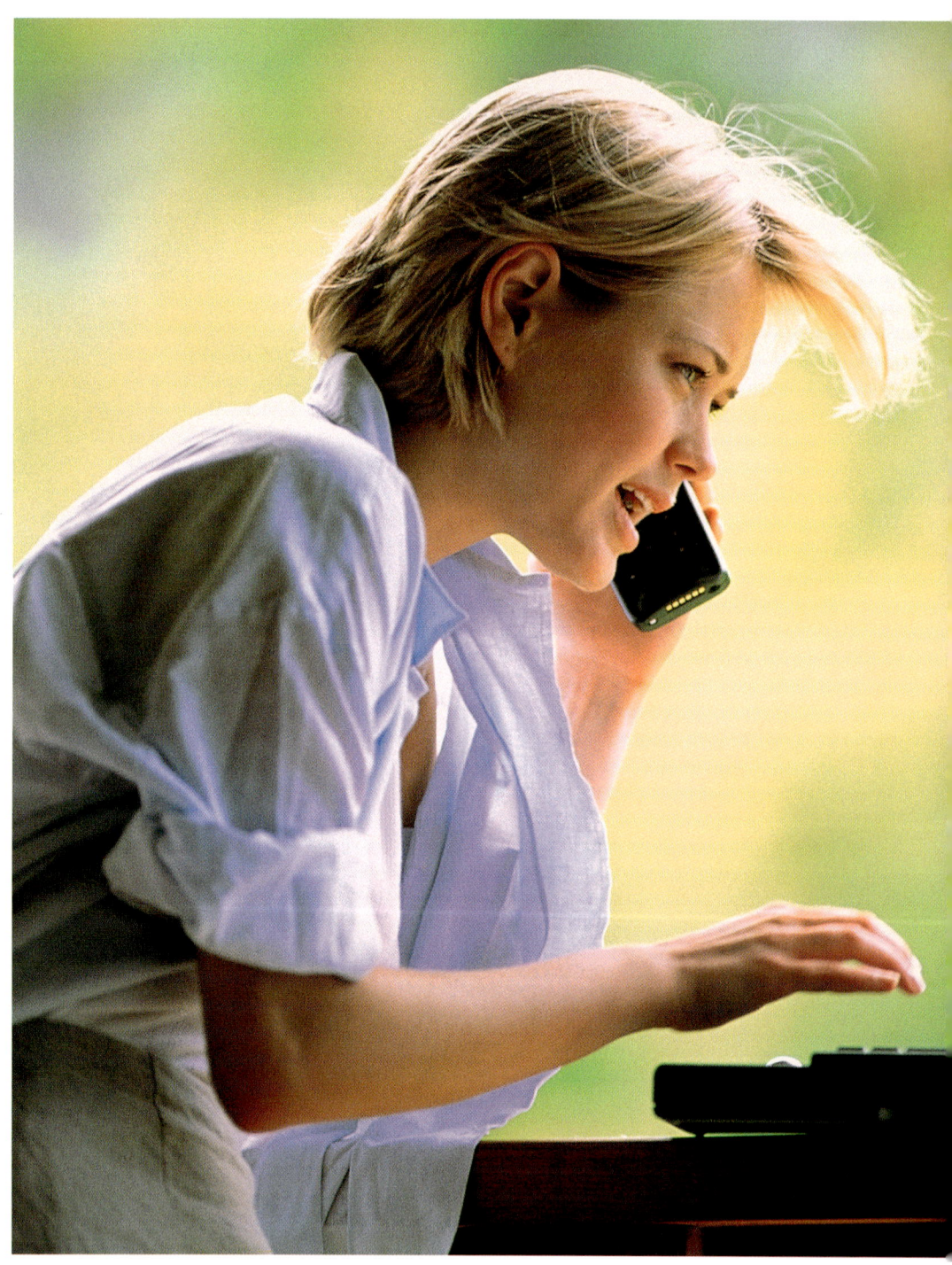

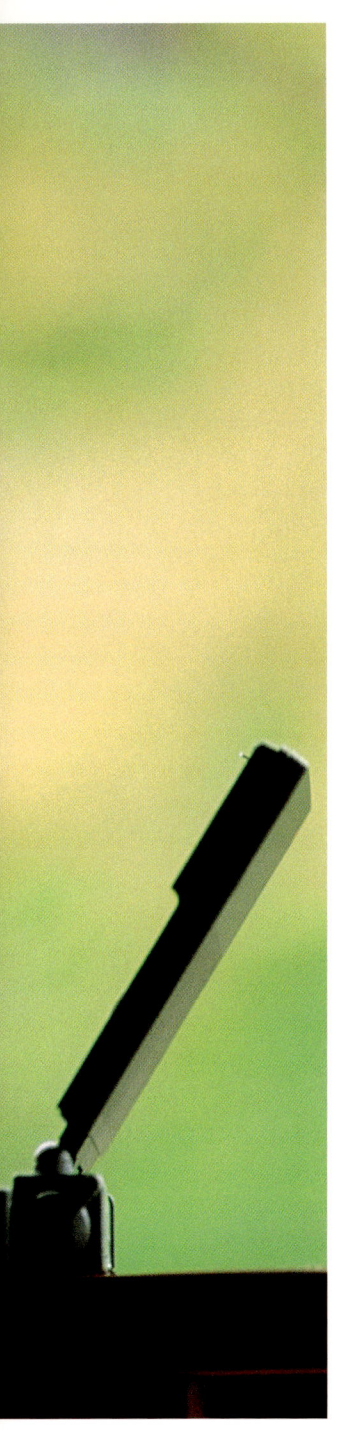

Das ABC der Elektrogeräte

**Ist die Mikrowelle schädlich? Wie gefährlich ist ein Babyphon? Macht die Heizdecke krank? Auf solche Fragen bekommen besorgte Mitbürger meist mehrere Antworten: Während manche Elektrobiologen grundsätzlich alles verteufeln, was irgendwie mit Strom zu tun hat, tun Gerätehersteller und Energielieferanten die weitverbreiteten Sorgen als unbegründet ab.
Zur unabhängigen Orientierung gibt Ihnen dieses Kapitel – auf Basis der naturwissenschaftlichen und medizinischen Erkenntnisse – ausführliche Empfehlungen zu Anschaffung und Gebrauch der gängigsten Haushaltsgeräte.**

Von »A« wie Abzugshaube bis »Z« wie Zahnbürste

In diesem »ABC« sind die gängisten Verbraucher in Haushalt und Büro verzeichnet. Damit Sie »Ihre« Geräte schneller finden, sind die Namen alphabetisch geordnet – von »A« wie Abzugshaube bis »Z« wie Zahnbürste. Nicht aufgeführt sind zahlreiche Geräte, die normalerweise nur selten oder nur für wenige Minuten benutzt werden, wie zum Beispiel ein elektrischer Dosenöffner oder ein Tauchsieder.

Einfache Symbole sagen Ihnen auf den ersten Blick, ob Sie das Elektrogerät meiden sollten oder ob es bestimmte Einschränkungen beim Gebrauch gibt. Hier die Symbole und ihre Bedeutung:

 Gerät nur so lange wie nötig betreiben und dann vom Netz trennen.

 Gerät möglichst nicht an bestimmten Orten, zum Beispiel im Schlafzimmer, betreiben.

 Mindestabstand von x Metern einhalten.

Abzugshaube

Dunstabzugshauben über der Kochstelle erzeugen – je nach Leistung – mittlere bis starke Felder. Dabei ist der Abstand zum Kopf relativ gering. Wenn Sie sich beim Kochen nicht ständig direkt am Herd aufhalten, sondern auch an andere Arbeitsflächen innerhalb der Küche wechseln, ist gegen die Benutzung der Abzugshaube nichts einzuwenden.

● Benutzen Sie die Abzugshaube auch aus Energiespargründen nur, wenn Sie Gerichte mit starker Geruchsentwicklung zubereiten. Wenn Sie beispielsweise nur Wasser kochen, benötigen Sie keinen Dunstabzug.

Wenn möglich: Abstand halten

Amateurfunk

70 000 Amateurfunker gibt es schätzungsweise in Deutschland. Ihnen stehen zahlreiche Frequenzbänder vom Mittelwellen- bis in den Mikrowellenbereich zur Verfügung. Dabei sind die Sendeleistungen zum Teil sehr hoch: In manchen Frequenzbereichen sind bis zu 750 Watt erlaubt. Je nach Fre-

Hohe Sendeleistungen

quenz, Sendeleistung und verwendeter Antenne muß der Abstand zur Antenne einige Meter bis zu 65 Meter betragen, damit die Grenzwerte eingehalten werden.

Anrufbeantworter

Wegen des eingebauten Transformators oder des externen Steckernetzteils sollten Sie einen Anrufbeantworter nicht direkt am Bett betreiben.

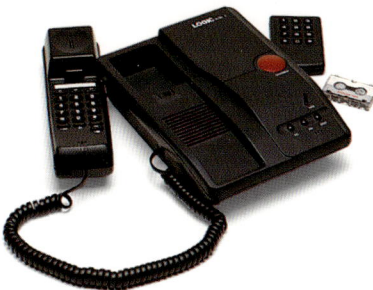

Antennenverstärker

Meist sieht man sie nicht, und viele Leute wissen gar nicht, daß sie einen in ihrer Wohnung haben: Antennenverstärker führen unter den Elektrogeräten im Haushalt ein Schattendasein. Dabei sind sie ständig in Betrieb und erzeugen ein (wenn auch schwaches) Feld. Die normalen Wandbuchsen für TV-Kabel- oder Satellitenverteilanlagen enthalten normalerweise keinen Verstärker. Sie können das nach-

prüfen, indem Sie den Stromkreis des betreffenden Zimmers am Sicherungskasten abschalten und beobachten, ob der Empfang ihres Fernsehers schlechter wird (das TV-Gerät müssen Sie über ein Verlängerungskabel aus einem anderen Zimmer versorgen). Noch ein untrügliches Zeichen: Ein Antennenverstärker erwärmt sich während des Betriebs.

● Halten Sie mit dem Kopfende Ihres Bettes einen Abstand von etwa einem Meter zum Antennenverstärker. Geht das nicht, können Sie einen funkgesteuerten Netzfreischalter installieren (Seite 53); automatische Netzfreischalter funktionieren möglicherweise nicht, da der Strombedarf des Antennenverstärkers über der Schaltschwelle liegen kann. Alternativ können Sie das kleine Gehäuse mit einer Mu-Metallfolie bekleben.

Abschirmung mit Mu-Metallfolie

Babyphon

Viele Eltern beruhigt es, wenn sie mit einem Babyphon den Schlaf ihres Kindes überwachen können. Doch Elektrobiologen warnen: Babyphone sollen unter anderem für den plötzlichen Kindstod verantwortlich sein. Ob die Vorwürfe zutreffen, ist unklar; eindeutige Untersuchungen gibt es nicht. Zur

Sicherheit sollten Sie beim Umgang mit Babyphonen einige Ratschläge befolgen. Babyphone gibt es in zwei Ausführungen: mit Funkübertragung sowie mit Übertragung mittels Stromnetz. Von der ersten Variante ist abzuraten – es gibt keinen triftigen Grund, am Bett eines Säuglings ein Funkgerät zu betreiben. Die zweite Variante strahlt zwar keine Funkwellen ab, verbraucht aber (wie auch die Funkvariante) Strom und erzeugt somit ein schwaches Magnetfeld in der Nähe der Steckdose, in der das Babyphon betrieben wird.

Bevorzugen Sie die Übertragung per Stromnetz

● Egal, welches Modell Sie benutzen – plazieren Sie ein Babyphon immer mindestens einen Meter vom Bett Ihres Kindes entfernt. Legen Sie ein Gerät mit Funkübertragung auf keinen Fall ins Bett neben das Kopfkissen.

● In Baumärkten oder im Elektrohandel gibt es Wechselsprechanlagen für die Haustür oder für die Wohnung, die sich auch gut als Babyphon eignen und zudem viel preisgünstiger sind. Solche Anlagen benötigen zwar einen dünnen Klingeldraht zwischen dem Sender und dem Empfänger, geben aber bei Betrieb mit Batterien oder Akkus keine Felder ab.

Preiswerte Alternative: Wechselsprechanlagen

Backofen

Keine Gebrauchsbeschränkungen.

Bohrmaschine

Die Felder einer Bohrmaschine sind relativ hoch; der Abstand bei Gebrauch ist gering. Trotzdem kann die Bohrmaschine ohne weiteres benutzt werden, solange mit ihr normal – das heißt nicht Stunden am Stück – gearbeitet wird. Träger eines Herzschrittmachers sollten vorher ihren Arzt nach möglichen Gefahren fragen.

Bügeleisen und Mangelmaschine

Ein Bügeleisen erzeugt während der Heizphase ein starkes elektrisches Feld, das magnetische Feld ist dagegen mittel bis gering. Bei normalem Gebrauch (Arbeit nicht in Kopfnähe, nicht mehrere Stunden am Stück) sind keine Vorsichtsmaßnahmen nötig.

Bei einer Mangelmaschine dehnen sich die Felder wegen der großen Heizfläche weiter aus. Deshalb sollte man sich mit dem Oberkörper nicht darüber lehnen, sondern die Wäsche von vorne mit etwas Abstand einführen.

Computer-Bildschirm

Moderne Monitore können ohne Bedenken benutzt werden. Kurzgefaßt hier die wichtigsten Tips, ausführliche Informationen finden Sie auf Seite 65:
● Verzichten Sie auf Bildschirmschoner. Falls Ihr Monitor keinen Energiesparmodus hat, sollten Sie ihn in längeren Arbeitspausen abschalten.
● Halten Sie mindestens 50 Zentimeter Abstand zum Monitor.
● Sorgen Sie für eine ausreichende Luftfeuchtigkeit.

Computer-Drucker

Drucker für Computer sind hinsichtlich der abgestrahlten Felder unbedenklich.

Computer-Modem

Modems werden meist über ein Steckernetzteil (Seite 88) mit Strom versorgt. Wenn Sie es nicht direkt neben dem Bett aufstellen, gibt es keine Gebrauchsbeschränkungen.

Deckenleuchte

Glühbirnen sind unbedenklich

Eine einzelne Deckenleuchte mit herkömmlichen Glühbirnen sendet normalerweise keine nennenswerten niederfrequenten Felder aus, solange sie direkt unter dem Kabelaustritt montiert und geerdet wird. Höherfrequente Wellen entstehen durch die Vorschaltgeräte von Energiesparlampen und Leuchtstoffröhren sowie durch elektronische Transformatoren von Niedervolt-Halogenlampen. Bei solchen Leuchten sollten Sie einen Abstand von mindestens 50 Zentimetern einhalten.

Dimmer

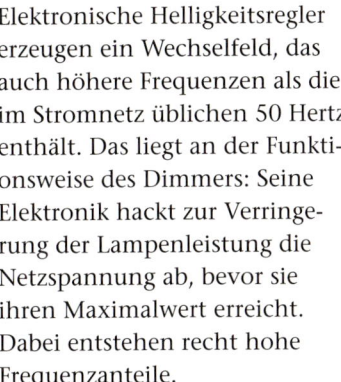

Elektronische Helligkeitsregler erzeugen ein Wechselfeld, das auch höhere Frequenzen als die im Stromnetz üblichen 50 Hertz enthält. Das liegt an der Funktionsweise des Dimmers: Seine Elektronik hackt zur Verringerung der Lampenleistung die Netzspannung ab, bevor sie ihren Maximalwert erreicht. Dabei entstehen recht hohe Frequenzanteile.
● Betreiben Sie einen Dimmer nicht am Kopfende Ihres Bettes. Sie sollten ein Modell mit separatem Ausschalter wählen, zum Beispiel einen Kippschalter mit integriertem Drehknopf zur Helligkeitsregelung. Benutzen Sie den Dimmer beziehungsweise die angeschlossene Lampe nicht als Nachtlicht im Kinderzimmer. Verwenden Sie statt dessen ein Lämpchen für die Steckdose.

Nicht als Nachtlicht verwenden

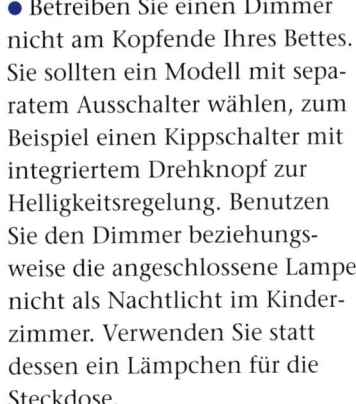

Elektrische Eisenbahn

Zu einer elektrischen Eisenbahn gehört außer dem Schienen-system ein Transformator, der die Netzspannung von 230 Volt auf niedrigere Werte wandelt. Während die Schienen nur Magnetfelder abgeben, wenn die Lokomotiven in Betrieb sind, gibt der Transformator ständig Felder ab, solange er eingesteckt ist (rund 0,5 Mikro-tesla in 50 cm Entfernung).

● Stecken Sie den Transformator aus, wenn die Eisenbahn-Anlage nicht benutzt wird. Wenn Sie die Felder so gering wie möglich halten wollen, sollten Sie eine kleinere Spurweite (zum Beispiel N oder H0) wählen.

Elektroheizung

Heizen mit Strom ist nicht emp-fehlenswert: Erstens ist es ein teurer Luxus, weil elektrische Energie teurer ist als Gas oder Öl. Zweitens erfordern Elektro-heizungen, die wohlige Wärme verbreiten sollen, hohe Leistun-gen und damit hohe Ströme, die wiederum starke Magnet-felder erzeugen. Wenn Sie aus baulichen Gründen eine Elek-troheizung benötigen, sollten Sie diese nur am Tag einschal-ten. In besonders kalten Näch-ten, wenn die Wohnung zu sehr

Schalten Sie Elektro-heizungen nachts aus

auskühlen würde, können Sie zum Beispiel im Wohnzimmer einen Heizkörper anlassen und die Wärme über geöffnete Türen in der Wohnung verteilen. Im Schlafzimmer sollten Sie die Heizung nachts nicht einge-schaltet lassen, es sei denn, Sie halten – je nach Leistungsauf-nahme – einen Abstand von ein bis zwei Metern zum Bett ein.

Energiesparlampen

Bei Energiesparlampen erzeugen die Vorschaltgeräte im Sockel der Lampen ein hochfrequentes Feld, das mit zunehmendem Abstand schnell abklingt.

● Benutzen Sie Energiesparlam-pen zur Grundbeleuchtung in Deckenlampen. Halten Sie bei längerem Aufenthalt einen Abstand von 50 Zentimetern zur Leuchte ein; das gilt auch für Schreibtischlampen mit Energiesparröhren.

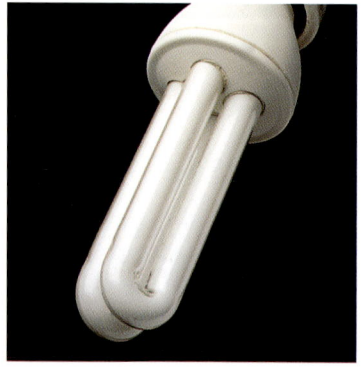

Wenn Sie das etwas grün-stichige Licht nicht stört, können Ener-giesparbirnen in Decken-leuchten Ihren Strom-verbrauch senken.

Fernseher

Ein Fernseher erzeugt wegen seiner Größe stärkere Felder als ein Computer-Monitor (Seite 67), allerdings sind die Felder in einem normalen Betrachtungsabstand von zwei Metern sehr gering und damit unbedenklich.
● Lassen Sie den Fernseher auch aus Energiespargründen nicht im Stand-By-Betrieb, sondern schalten Sie ihn ganz ab beziehungsweise stecken Sie ihn aus, damit das Anschlußkabel keine Spannung führt.
● Beim Fernsehen für ausreichende Lüftung und – vor allem in der Heizperiode – für Luftbefeuchtung sorgen, damit sich elektrostatische Felder schneller abbauen. Ein Fernseher besitzt an der Oberfläche der Bildröhre auch nach dem Abschalten ein elektrostatisches Feld, das erst nach einigen Stunden völlig verschwunden ist. Deshalb das Fernsehgerät möglichst nicht kurz vor dem Zubettgehen im Schlafzimmer betreiben.

Das elektrostatische Feld baut sich nur langsam ab

Fön

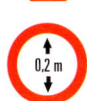

Haarföne gehören zu den Haushaltsgeräten mit besonders starken magnetischen und elektrischen Feldern, die allerdings nur an der Gehäuseoberfläche sehr intensiv sind, im Gebrauchsabstand sind sie akzeptabel. Da ein Fön nicht stundenlang direkt am Kopf betrieben wird, gibt es keine Bedenken gegen seine Benutzung.
● Halten Sie einen Abstand von 20 Zentimetern oder mehr ein, und benutzen Sie die niedrige Heiz- und Gebläsestufe.

Lauwarme Luft genügt zum Haaretrocknen

Funkfernsteuerung

Fernsteuerungen für Spielzeug haben eine so geringe Ausgangsleistung, daß Sie auch bei Kindern keine Schäden verursachen dürften. Schalten Sie Sender und Empfänger nach Gebrauch aus, vor allem nachts.

Fußbodenheizung, elektrisch

Eine Fußbodenheizung gibt angenehme Wärme dort, wo es einen am meisten friert: an den Füßen. Meistens werden sie ans Heißwassersystem einer Zentralheizung angeschlossen. Die elektrische Fußbodenheizung kommt vor allem bei Renovierungen zum Zuge, weil sie sich auch nachträglich gut einbauen läßt. Mittlerweile gibt es schon Fliesen mit eingebauter Heizung, die zum Beispiel im Bad verlegt werden können.
Doch elektrische Bodenheizungen haben einen Nachteil:

Außer Wärme geben sie magnetische Felder ab, die wie ein unsichtbarer Nebel über dem Boden hängen. Wenn das Wort Elektrosmog einen Sinn macht, dann also hier. Das Problem ist, daß das Feld nicht auf einen Platz in der Wohnung, zum Beispiel die Heizkörpernische, beschränkt ist, sondern die ganze Wohnung eindeckt. So hat man keine Chance, den Feldern auszuweichen.

Wenn Magnetfelder den Boden bedecken

● Bei der Wahl zwischen einer mit Strom und einer mit Heißwasser betriebenen Fußbodenheizung wählen Sie immer die Heißwasser-Variante.

● Wenn Sie schon eine elektrische Fußbodenheizung haben, schalten Sie diese nachts aus. Dies gilt auf alle Fälle für das Schlafzimmer und das Kinderzimmer. Versuchen Sie möglichst dann zu heizen, wenn Sie sich gerade nicht in dem betreffenden Zimmer aufhalten. Drehen Sie zum Beispiel den Thermostat hoch, wenn Sie das Zimmer kurz verlassen, und schalten ihn aus, wenn Sie das Zimmer wieder betreten. Wenn Sie längere Zeit nicht anwesend sind, sollten Sie die Heizung natürlich aus Energiespargründen ganz abschalten.

● Die Regel »Abstand halten« gilt besonders für die elektrische Fußbodenheizung. Natürlich

können Sie nicht über dem Boden schweben, aber wenn Sie die Heizung nachts nicht ausschalten wollen, achten Sie zumindest darauf, daß sämtliche Betten auf Füßen stehen. In 30 Zentimeter Abstand über dem Boden beträgt das Magnetfeld einer Fußbodenheizung gut 10 Mikrotesla, liegt also deutlich über den in diesem Buch empfohlenen Werten. Das Bettgestell sollte deshalb mindestens 50 Zentimeter hoch sein, je mehr desto besser. Wenn Sie ein niedriges Bett haben, legen Sie Kanthölzer oder Ziegelsteine darunter, um den Abstand zu den Heizdrähten zu vergrößern. Dies gilt insbesondere fürs Kinderzimmer. Dort ist ein Hochbett einer Matratze auf dem Boden vorzuziehen.

Stellen Sie Ihr Bett auf einen Sockel

Aber denken Sie daran: Auch Ihr Nachbar im Stockwerk darüber könnte eine elektrische Fußbodenheizung haben. In diesem Fall kommt es darauf an, daß zwischen Bett und Decke noch genügend Platz bleibt.

Grill

Keine Gebrauchsbeschränkungen, da elektrische und magnetische Felder außerhalb des Gehäuses gering genug sind. Kaufen Sie nur ein Gerät mit einer Erdung (Schukostecker).

Halogenlampe, einzeln

Halogenlampen haben gegenüber herkömmlichen Glühlam-
pen viele Vorteile: Sie sind kom-
pakt, halten länger, haben
einen moderaten Stromver-
brauch und liefern ein sehr farb-
treues Licht.
Doch sie haben auch Nachteile:
Die beliebten Halogenbirnchen
beziehungsweise Spots (Birn-
chen plus Reflektor) werden mit
12 Volt betrieben – sie benötigen also einen Transformator.
Außerdem sind die Ströme und
damit das magnetische Feld in
den Anschlußdrähten außerge-
wöhnlich hoch. Zum Vergleich:
Durch eine 60 Watt Glühbirne
fließt ein Strom von rund 0,25
Ampere. Bei einem 50-Watt-
Halogenspot sind es dagegen
gut 4 Ampere, also das 16fache!
● Verwenden Sie Halogenlampen mit möglichst geringer Leistung, zum Beispiel 20 Watt. Für
eine Schreibtischleuchte ist das
völlig ausreichend. Benötigen
Sie mehr Licht und damit
höhere Leistungen, sollten Sie
die stabförmigen 230-Volt-Halo-
genlampen bevorzugen.
● Achten Sie darauf, daß die
Leitung vom Transformator
zum Leuchtmittel möglichst
kurz ist. Halten Sie etwas
Abstand zu Leuchte und Transformator.

**Niedrige
Spannung,
hohe Ströme**

**20 Watt
genügen**

Halogenlampen, Seil und Schiene

Ganz neue Gestaltungsmöglich-
keiten bei der Beleuchtung bieten Halogenlampen mit Seil-
oder Schienensystemen. Die
Leuchten mit den phantasievol-
len Reflektoren und futuristi-
schen Anschlußdrähten werden
einfach zwischen die Schienen
geclippt oder in die Seile
gespannt.
So gut die Deckenkunstwerke
aussehen – sie haben leider
einige gravierende Nachteile:
Weil die Systeme mit 12 Volt
betrieben werden, fließen durch
die Seile und Verbindungsdräh-
te enorme Ströme. Nicht um-
sonst sind die Versorgungsseile
mehrere Millimeter dick. Dadurch werden starke Magnetfelder erzeugt, die um so weiter in
den Raum streuen, je weiter die
beiden Seile voneinander entfernt sind.

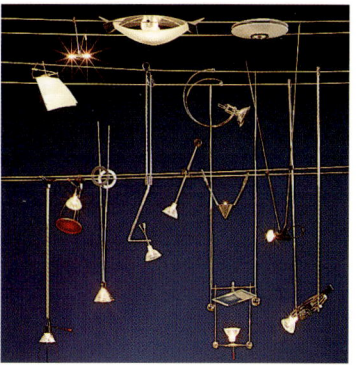

**Je größer der
Abstand zwi-
schen den
Versorgungs-
seilen ist,
desto stärker
sind die in
den Raum
abgestrahlten
Magnetfelder.**

● Halogenlampen sind wegen ihres begrenzten Leuchtfeldes besonders zur Akzentbeleuchtung geeignet. Ein Seilsystem können Sie zum Beispiel dann einsetzen, wenn Sie eine Wand mit Bildern zur Geltung bringen wollen. Zur Allgemeinbeleuchtung taugen Halogenlampen nicht, weil Sie dafür zu viele Spots mit einer insgesamt zu hohen Leistung benötigen. Wenn Sie also einfach nur das Zimmer erhellen wollen, sollten Sie andere Lampen, zum Beispiel Energiesparleuchten, verwenden.

Wofür sind Halogenleuchten geeignet?

● Legen Sie die Versorgungsseile nicht zu weit auseinander. Je dichter sie beisammen liegen, um so geringer sind die Felder in der Umgebung. Wenn die Kabel eine Isolierung haben, sollten Sie die Seile sogar verdrillen. Achtung: An den Klemmstellen müssen Sie einen gewissen Abstand einhalten, weil die Zuleitungen zu den Halogen-Spots elektrisch nicht isoliert sind.

● Wenn Sie nicht immer die volle Leuchtkraft benötigen, können Sie vor den Transformator einen Halogen-Dimmer schalten. Bei reduzierter Helligkeit sind auch die Felder schwächer. Bitte beachten Sie: Sowohl Dimmer als auch Transformator erzeugen ihrerseits Fel-

Dimmen reduziert die Felder

der (Seite 75, Steckernetzteil Seite 88); deshalb sollten Sie diese etwas von Ihrem Aufenthaltsort entfernt plazieren.

Handrührer und Küchenmaschine

Mixgeräte erzeugen direkt am Gehäuse mittelstarke Felder. Da sie aber meist nur kurz benutzt werden, gibt es keine Gebrauchsbeschränkungen.

Handy

Zuerst eine Begriffsdefinition: Als Handy bezeichnet man ein Mobiltelefon, mit dem man von jedem Ort über die digitalen Netze D und E telefonieren kann. Mobiltelefone für den Hausgebrauch bezeichnet man als Schnurlos-Telefone (dazu auf Seite 89 mehr). Alles, was Sie zum Reizthema Mobilfunk und Handys wissen müssen, finden Sie ab Seite 59. Hier die wichtigsten Tips in Kürze:

● Benutzen Sie das Handy, um erreichbar zu sein. Wenn Sie selbst von unterwegs telefonieren müssen, sollten Sie sich kurz fassen oder lieber ein Festnetz-Telefon benutzen.

● Im Auto sollten Sie das Handy nicht benutzen, sondern lieber ein speziell dafür eingebautes Autotelefon.

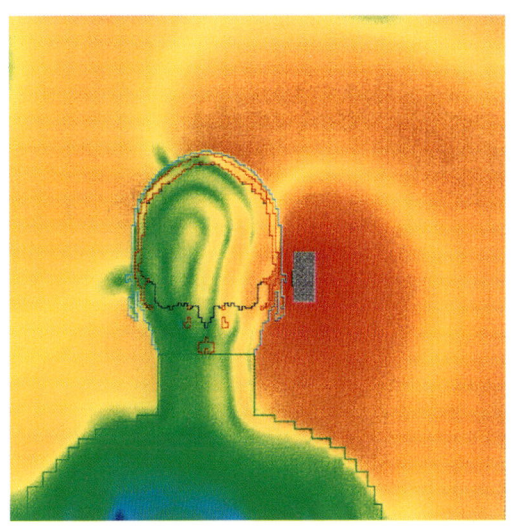

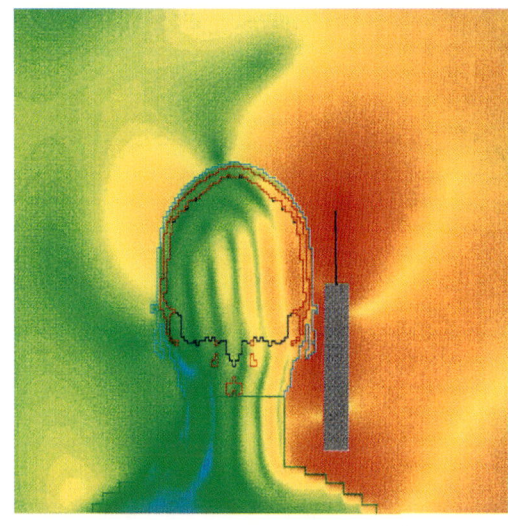

Heizdecke und Heizkissen

Nicht während des Schlafs benutzen!

Es ist schon eine Wohltat, wenn man sich völlig durchfroren in ein gewärmtes Bett legen kann. Vor allem Senioren schätzen die wohltuende Wärme. Dennoch: Von der Benutzung einer Heizdecke oder eines Heizkissens während des Schlafs ist abzuraten. Denn kein anderes Elektrogerät kommt ihrem Körper so nahe wie eine Heizdecke. Oft liegen nur wenige Millimeter zwischen den Heizdrähten und der Haut. Abstand halten nützt hier nichts, denn Sie wollen ja nicht die Matratze wärmen, sondern sich selbst.

● Wenn Sie auf ein gewärmtes Bett partout nicht verzichten möchten und Ihnen die gute alte Wärmflasche nicht zusagt, sollten Sie die Heizdecke zumindest nur zum Vorheizen benutzen. Sobald Sie ins Bett gehen, sollten Sie die Decke oder das Kissen ausschalten – schon aus Sicherheitsgründen. Wenn der Schalter nur einen Leiter vom Netz trennt und dieser Leiter nicht die Phase ist (Seite 34), geht auch von dem ausgeschalteten Bettwärmer noch ein elektrisches Feld aus. Deshalb: Heizgeräte nach Gebrauch ausstecken!
Ein Heizkissen können Sie tagsüber ohne weiteres zur Wärmetherapie verwenden, allerdings nicht stundenlang. Als Alternative kommen Wärmflasche oder Wärmebeutel in Frage.

Wenn Sie das Handy waagrecht halten, dringen die Felder weniger tief in den Kopf ein, wie die gelborangen Linien zeigen.

Heizlüfter

Die Kombigeräte aus Ventilator und Heizspirale sind leicht und handlich und lassen sich deshalb überall mitnehmen. Sie verbrauchen relativ viel Energie (bis zu 2000 Watt), heizen aber nur, solange sie angeschaltet sind. Deshalb taugen sie nur für kleine Räume, in denen man sich relativ kurz aufhält, beispielsweise in der Toilette oder im Badezimmer. Wegen ihrer hohen Leistung erzeugen die Geräte starke Felder. Sie sollten daher den Heizlüfter immer etwas von Ihrem Aufenthaltsort entfernt stellen.

Nur für kleine Zimmer geeignet

Heizstrahler

Meist unter der Decke montiert, wärmt ein Heizstrahler bestenfalls den Kopf, die Füße jedenfalls bleiben kalt. Da ein Heizstrahler oft in Kopfnähe betrieben wird, ist auch wegen der entstehenden Felder vom Gebrauch abzuraten. Besser sind da noch ein Heizlüfter oder ein Öl-Radiator.

Herd, elektrisch

Keine Frage: Ein Elektroherd ist schon sehr praktisch. Doch an der Oberfläche erzeugen Elektroherde Magnetfelder bis zu 1000 Mikrotesla, in 30 Zentimeter Abstand sind es immer noch 20 Mikrotesla. Obwohl es aus der Sicht der Elektrosmog-Reduzierung wünschenswert wäre, müssen Sie nicht unbedingt auf einen Gasherd umsteigen.

● Stehen Sie nicht stundenlang direkt am Herd, wenn die Kochfelder eingeschaltet sind, und beachten Sie, daß die Felder nachheizen. Schalten Sie die Platten entsprechend frühzeitig ab. Das spart auch Energie.

● Stellen Sie keine kleinen Töpfe auf große Platten. Topfgröße und Plattengröße sollten zusammenpassen. Das gilt auch für moderne Induktionsherde. Dort erzeugen extrem starke Magnetfelder im Topf hohe Ströme. Vorteil: Die Wärme wird im Topf und nicht im Herd erzeugt. Nachteil: Die entstehenden Felder gehören zu den stärksten, die im Haushalt auftreten.

Wichtig: die richtige Topfgröße

Kaffeemaschine

Keine Gebrauchsbeschränkungen.

Kühlschrank

Kühlschränke und Gefriergeräte erzeugen sehr schwache magnetische Felder, aber mittelstarke elektrische Felder, wenn die Kühlpumpe in Betrieb ist. Da elektrische Felder nicht durch Wände dringen, gibt es für Kühlschränke keine Gebrauchsbeschränkungen. Sie sollten nicht an einem Stromkreis hängen, der von einem Netzfreischalter überwacht wird (Seite 51).

Laptop

Der Flachbildschirm eines Laptops erzeugt geringere Felder als ein herkömmlicher Monitor. Andererseits ist die eigentliche Rechnereinheit (im ungeerdeten Plastikgehäuse) mit dem Bildschirm verbunden und steht deshalb direkt vor dem Körper. Gesundheitsbeeinträchtigungen wurden bisher nicht festgestellt.

Halten Sie Abstand zum Netzteil ● Stellen Sie die stärkste Feldquelle eines Laptop – das Netzteil – an den Rand Ihrer Arbeitsfläche. Wenn Sie mit dem Gerät selten arbeiten, stecken Sie es aus, um ein ständiges Nachladen der Batterie und ständigen Stromverbrauch zu vermeiden.

Lattenrost, elektrisch verstellbar

Wenn Ihnen ein handverstellbarer Lattenrost nicht genügt und Sie – zum Beispiel wegen einer Körperbehinderung – auf

ein elektrisch verstellbares Modell angewiesen sind, sollten Sie die Anschaffung eines Netzfreischalters erwägen (Seite 51).

Lautsprecher

Die Permanentmagneten in Lautsprechern erzeugen relativ starke statische Magnetfelder. Da aber auch die Erde ein relativ starkes statisches Magnetfeld besitzt, ist eine Beeinträchtigung der Gesundheit eher unwahrscheinlich.

● Wenn Sie im Schlafzimmer eine Stereoanlage haben, können Sie mit einem Kompaß die Reichweite der Magnetfelder Ihrer Lautsprecher bestimmen. Plazieren Sie die Lautsprecher so, daß Sie mit dem Kompaß an Ihrem Schlafplatz keine Ablenkung registrieren. Dann ist die Feldstärke der Magnete auf jeden Fall geringer als die Feldstärke des Erdmagnetfeldes.

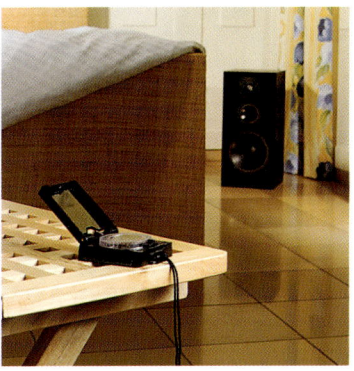

Mit einem gewöhnlichen Wanderkompaß können Sie die Magnetfelder von Lautsprechern leicht aufspüren

Leuchtstoffröhre

Leuchtstofflampen geben hochfrequente Felder ab, die direkt an der Röhre relativ hoch sind. Eine 10-Watt-Röhre hat ein zwanzigmal höheres Feld als eine 60-Watt-Glühbirne. In normaler Gebrauchsentfernung, die in der Regel ein Meter oder mehr beträgt, sind die Felder aber akzeptabel. Benutzen Sie Leuchtstofflampen deshalb vorzugsweise als Grundbeleuchtung an der Decke, vor allem in großen Räumen. Zur gezielten Beleuchtung, zum Beispiel als Schreibtischlampe oder über dem Bad-Spiegel, sind sie weniger geeignet.

Lockenstab

Auch in Kopfnähe unbedenklich Ein Lockenstab wird zwar direkt am Kopf betrieben, ist aber harmlos, weil er – im Gegensatz zum Fön – keinen Motor hat.

Lötkolben

Leistungsstarke Lötkolben mit mehreren hundert Watt erzeugen extrem hohe Magnetfelder. Normale Bastlerlötkolben mit einer Leistung von wenigen Watt sind jedoch unproblematisch, Sie sollten allerdings nicht stundenlang damit arbeiten.

Massagegerät

Massagegeräte zum Kneten von verspannten Muskelpartien sind unbedenklich, sofern sie nicht stundenlang benutzt werden. Vibrationsbetten oder Massagesessel, die vor allem in den Vereinigten Staaten in Mode sind, sollten Sie mit Vorsicht genießen – vor allem sollten Sie die Massagefunktion nicht zum Einschlafen benutzen, weil sonst das Gerät die ganze Nacht am Netz hängt (auch wenn es automatisch abschaltet).

Mikrowelle

Mikrowellenherde werden – neben Handys und Hochspannungsleitungen – am häufigsten genannt, wenn von Elektrosmog die Rede ist. Dabei ist die Furcht vor der unsichtbaren Strahlung meist unbegründet. Von Mikrowellen spricht der Fachmann bei Hochfrequenzwellen zwischen 500 Millionen und 300 Milliarden Hertz. Zum Erwärmen von Speisen werden Wellen mit einer Frequenz von 2,45 Milliarden Hertz verwendet, die Wassermoleküle zum Schwingen anregen. Durch Reibung geben die Wassermoleküle ihre Energie an die Umgebung ab – es entsteht Wärme, und die Speise wird erhitzt.

Die Reibung der Moleküle erhitzt die Speisen

So wie die Wellen Gemüse und Fertiggerichte erhitzen, können sie im Prinzip auch Gewebe im Körper des Menschen erwärmen. Bei modernen Mikrowellenherden besteht diese Gefahr aber nicht. Sie besitzen ein Metallgehäuse und ein Sichtfenster mit Metallgitter, durch das kaum Mikrowellenstrahlung nach draußen gelangt. Selbst der sehr strenge Grenzwert für austretende Mikrowellen, den das Katalyse-Umweltinstitut fordert, wird von den meisten Geräten unterschritten, so daß eine Gesundheitsgefahr selbst im Abstand von nur fünf Zentimetern ausgeschlossen ist.

Bei modernen Geräten treten kaum Mikrowellen nach außen

● Auch dicht am Sichtfenster der Mikrowellengeräte werden die Grenzwerte meist eingehalten. Das heißt aber nicht, daß Sie oder Ihre Kinder während des Kochens ständig an der Scheibe kleben sollen. Halten Sie einen normalen Abstand von etwa einem halben Meter ein und schauen Sie nur wenn nötig durch die Scheibe.
● Wenn Sie ein älteres Gerät besitzen, können Sie es auf Leckstrahlung untersuchen. Dazu gibt es im Elektronikhandel preisgünstige Lecksucher (ab 15 Mark). Wenn Sie es genauer wissen wollen, können Sie sich an einen Technischen Überwachungsverein wenden.

Ältere Geräte auf Lecks hin untersuchen

Nachtlicht

Die kleinen Lämpchen, die zur Orientierung in der Dunkelheit in die Steckdose gesteckt werden, besitzen eine geringe Leistung von unter einem Watt und geben entsprechend schwache Felder ab. Sie können also auch im Kinderzimmer benutzt werden, allerdings nicht direkt am Kopf des Kindes. Wenn Sie die Schlafräume nachts mit einem Netzfreischalter feldfrei halten, können Sie das Nachtlicht nicht benutzen. Eine Taschenlampe mit Batterien oder Akkus ist die Alternative.

Nachtspeicherheizung

Schon der Name sagt es: Nachtspeicherheizungen verbrauchen immer dann am meisten Energie, wenn sie es eigentlich nicht sollten: nämlich nachts. Aus Kostengründen ist das natürlich sinnvoll, weil sich der Wärmespeicher des Ofens mit dem billigen Nachtstrom preiswert aufladen läßt. Unter dem Gesichtspunkt der Vermeidung von elektrischen und magnetischen Feldern sieht es aber anders aus: Während des Ladevorgangs fließen durch den Heizkörper hohe Ströme, die weit ins Zimmer reichende Magnetfelder erzeugen.

● Schalten Sie die Nachtspei-
cheröfen in allen Schlafräumen
nachts aus. In der Regel müssen
Sie im Schlafzimmer auch tagsüber kaum heizen. Im Kinderzimmer, das tagsüber wärmer
sein soll, können Sie die Heizung morgens einschalten,
wenn Ihr Kind im Kindergarten
oder in der Schule ist.

● Wenn Sie die Nachtspeicherheizungen in Ihrem Schlaf- und
Kinderzimmer unbedingt nachts
laden möchten, sollten Sie die
Betten so stellen, daß ein Abstand von mindestens einem
Meter, besser zwei Metern eingehalten wird. Bedenken Sie,
daß auch in der Zuleitung hohe
Ströme fließen. Halten Sie auch
von den leitungsführenden
Wänden ausreichend Abstand.

**Stellen
Sie Betten
einige Meter
entfernt von
Heizung und
Zuleitung auf**

Öl-Radiator

Öl-Radiatoren sind kleine Rip-
penheizkörper, in denen Öl
elektrisch beheizt wird. Sie
haben meist eine Leistung bis
2000 Watt und erfordern deshalb entsprechend hohe Ströme.

● Öl-Radiatoren verbrauchen
relativ viel Energie und sind deshalb eher als Behelf zum Heizen
im Keller oder im Hobbyraum
geeignet. Wenn Sie einen Öl-
Radiator im Schlafzimmer
haben, sollten Sie ihn nachts
ausschalten. Geht das nicht,

halten Sie einen Abstand von
einem Meter zu Heizkörper und
Zuleitungen, und schalten Sie
nachts auf die kleinste Heizstufe.

Radiowecker, netzbetrieben

Der kleine Netztransformator
in einem Radiowecker erzeugt
keine besonders hohen Felder.
Problematisch sind die Geräte
dennoch, weil Sie ständig (auch
nachts) in Betrieb sind und
meist in der Nähe des Kopfes
betrieben werden.

**Stellen Sie
keine Radio-
wecker mit
Netzanschluß,
sondern nur
mit Batterien
oder Akku
am Kopfende
des Bettes
auf.**

● Ersetzen Sie einen netzbetriebenen Radiowecker durch ein
batteriebetriebenes Gerät. Das
ist auch nötig, wenn Sie einen
Netzfreischalter installieren
(Seite 51). Wenn Sie den Wecker
nicht austauschen möchten,
sollten Sie ihn einen Meter vom
Kopfende des Bettes entfernt
aufstellen.

Rasenmäher, elektrisch

Unproblematisch, da der Abstand zwischen Motor und Benutzer in aller Regel mehr als ein Meter beträgt.

Rasierapparat

Elektrische Rasierer erzeugen an der Gehäuseoberfläche sehr hohe Felder. Da Abstandhalten in diesem Fall nicht möglich ist, sollten Sie den Gebrauch auf die notwendige Zeit beschränken und zügig rasieren.

Benutzen Sie möglichst den Akku zum Rasieren

● Wenn Sie einen Rasierer mit kombiniertem Netz- und Akkubetrieb haben, sollten Sie das Netzkabel während des Rasierens ausstecken und nur den Akku benutzen.

Satellitenempfänger

Wie beim Videorecorder gilt: Lassen Sie den Satellitenempfänger nachts nicht im Stand-By-Modus, sondern schalten Sie ihn aus. Das spart nicht nur Energie, sondern vermeidet auch unnötige Felder.

Die batteriegepufferte Uhr

● Achten Sie beim Kauf darauf, daß das Gerät eine batteriegepufferte Uhr besitzt. Andernfalls zeigt es beim Wiedereinschalten die falsche Zeit an.

Schreibmaschine, elektrisch

Eine elektrische Schreibmaschine gibt sehr schwache Felder ab (rund 0,2 Mikrotesla) und ist deshalb auch bei längerer Benutzung unbedenklich.

Sicherungskasten

Der Sicherungskasten ist der Knotenpunkt, von dem aus alle Netzleitungen einer Wohnung ausgehen. Entsprechend hoch sind dort die magnetischen Felder, wenn zahlreiche Verbraucher eingeschaltet sind.

● Achten Sie darauf, daß alle Betten ausreichenden Abstand zum Sicherungskasten haben (mindestens ein Meter). Bei deutlich geringerem Abstand können Sie die Magnetfelder reduzieren, indem Sie den Kasten mit einer Mu-Metallfolie bekleben (Seite 44). Bei älteren Kästen mit Schmelzsicherungen und integriertem Stromzähler müssen Sie entsprechend Löcher in die Folie schneiden (schlechtere Abschirmwirkung) oder eine Abdeckung basteln. Denken Sie auch an die Rückseite des Kastens: Eventuell die Folie von einem Fachmann hinten am Sicherungskasten anbringen lassen oder auf die andere Seite der Wand kleben.

Felder mit Mu-Metall abschirmen

Spülmaschine

Eine Spülmaschine erzeugt im normalen Gebrauchsabstand keine nennenswerten Felder. Allerdings fließen durch die Zuleitungen relativ hohe Ströme.

Denken Sie auch an die Zuleitungen

● Lassen Sie die Spülmaschine nicht nachts laufen, sofern die Netzleitung zur Küche durch eine Schlafzimmerwand führt, oder halten Sie mit dem Kopfende des Bettes einen halben Meter Abstand zu dieser Wand.

Staubsauger

Ein Staubsauger erzeugt mittelstarke Felder, die im normalen Abstand unbedenklich sind.

● Wenn Sie die Wahl haben, kaufen Sie sich lieber einen Boden-Staubsauger mit Rollen zum Hinterherziehen. Bei diesen Geräten ist der Abstand größer als bei Hand-Staubsaugern, bei denen Motor und Staubbeutel am Griff befestigt sind.

Steckdose

17 Zentimeter Abstand sind ausreichend

Eine Steckdose gibt – wenn keine Geräte daran betrieben werden – nur elektrische Felder ab. Diese sind aber so schwach, daß schon in circa 17 Zentimetern Entfernung selbst die strengsten Empfehlungen der Baubiologie unterschritten wer-

den. Sie sollten lediglich darauf achten, daß die Dose während des Schlafs nicht direkt am Kopf liegt. Rücken Sie das Bett gegebenenfalls von der Wand ab.

Steckernetzteile

Damit sind die schwarzen Kästchen mit Stecker gemeint, die heute zu vielen kleinen elektrischen Geräten (wie schnurloses Telefon, Modem) mitgeliefert werden. Sie transformieren die Netzwechselspannung in eine niedrige Gleichspannung (selten auch Wechselspannung), wobei ein relativ starkes Magnetfeld erzeugt wird.

● Benutzen Sie Steckernetzteile nicht in Kopfnähe Ihres Bettes, sondern halten Sie einen Abstand von einem Meter ein. Falls das nicht möglich ist, umhüllen Sie das Gehäuse mit Mu-Metallfolie (Seite 44). Noch besser: Stecken Sie das Netzteil nachts aus oder benutzen Sie ein Gerät mit Batteriebetrieb.

Stereoanlage

Eine Stereoanlage sollte nicht in der Nähe des Bettes betrieben werden. Das gilt für das Steuergerät und für die Lautsprecher.

● Stecken Sie die Stereoanlage nachts aus, und lassen Sie sie nicht im Stand-By-Modus.

Stromzähler

Wenn der Zähler in der Wohnung angebracht ist, sollte er zu den Schlafplätzen einen Abstand von mindestens einem Meter haben. Ist dies nicht möglich, können Sie ihn mit einer Mu-Metallfolie abschirmen (siehe »Sicherungskasten«, Seite 44, 87).

Telefon, schnurlos

Im Gegensatz zu einem Handy, mit dem man auch von Unterwegs telefonieren kann, sind schnurlose Telefone (auch Home-Handys genannt) nur für zuhause geeignet. Die älteren analogen Telefone sowie die neuen digitalen Modelle nach dem DECT-Standard haben eine **Niedrige** deutlich geringere Ausgangslei-**Sende-** stung als ein Handy. Sie liegt **leistung** zwischen 0,01 Watt (analog) und 0,25 Watt (digital). Zum Vergleich: D- und E-Netz-Handys senden mit 1 bis 2 Watt Ausgangsleistung. Sie müssen deshalb von schnurlosen Telefonen keine Gesundheitsschäden befürchten.

Telefax und Telefon

Wegen des eingebauten Netzteils sollten Sie ein Telefax-Gerät nicht in der Nähe eines Schlafplatzes aufstellen. Plazieren Sie ein Telefon mit separatem Netzteil so, daß das Netzteil nicht in Bettnähe ist. Wenn Sie das Faxgerät nachts nicht benutzen, können Sie es auch ausschalten.

Trafo

(siehe »Steckernetzteil«, Seite 88).

Toaster

Erzeugt keine allzu hohen Felder. Bei normalem Gebrauch gibt es keine Einschränkungen.

Trockenhaube

Trockenhauben gibt es mit fest an einem Stativ montierten Motor und Heizspirale sowie als Schwebehaube mit einem separaten Gebläse. Die erste Ausführung ist häufig in Friseursalons zu finden. Ihre intensiven Felder wirken direkt auf den Kopf ein. Deshalb sollten Sie solche Trockenhauben allenfalls beim Friseur benutzen, wenn Sie zum Beispiel eine Dauerwelle machen lassen. Sogenannte Schwebehauben sind

Starke Felder in Kopfnähe

vorzuziehen, da das Gebläse nicht direkt am Kopf, sondern im Brustbereich hängt. Falls möglich, sollten Sie lieber einen Fön benutzen.

Ventilator

Stellen Sie einen Ventilator so auf, daß Sie keinem extremen Zug ausgesetzt sind. In dieser Entfernung sind die Felder gering – und Sie holen sich keinen Schnupfen.

Videorecorder

Ein Videorecorder konsumiert auch dann noch Strom, wenn Sie keine Cassette abspielen. Alle Geräte besitzen einen »Stand-By-Modus«, der einen Betrieb der internen Uhr für eventuell programmierte Video-Aufnahmen sicherstellt.

Vermeiden Sie den Stand-By-Betrieb

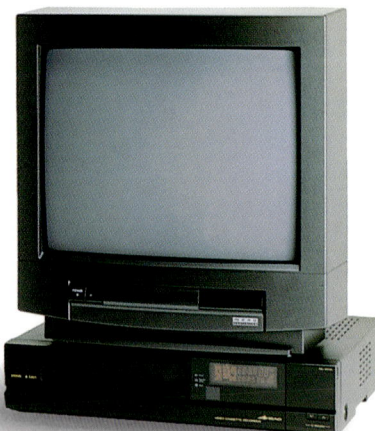

● Trennen Sie den Videorecorder vom Netz, wenn er nicht benutzt wird, indem Sie den Netzstecker ziehen oder den Schalter einer geeigneten Steckdosenleiste betätigen. Das spart nicht nur Strom, sondern unterbindet auch alle Felder. Das ist besonders wichtig, wenn Sie den Videorecorder im Schlafzimmer stehen haben.
● Achten Sie beim Kauf darauf, daß das Gerät eine batteriegepufferte Uhr besitzt. Andernfalls zeigt es beim Wiedereinschalten die falsche Zeit an, und Sie müssen für eine automatische Videoaufnahme die Uhr nach jedem Ausschalten wieder neu stellen.

Warmhalteplatte

Erzeugt keine hohen Felder, da die Stromaufnahme relativ gering ist.
● Heizen Sie die Wärmeplatte vor und stecken Sie sie aus, wenn Sie die Schüsseln daraufstellen und die Gäste sich an den Tisch setzen. Die Restwärme reicht normalerweise aus, um die Speisen während des Essens warm zu halten.

Wäschetrockner und Waschmaschine

Die Wäsche tagsüber erledigen

Lassen Sie Waschmaschine und Wäschetrockner nicht nachts laufen. Falls doch, sollten Sie darauf achten, daß die Netzleitungen der Geräte nicht durch die Wand verlaufen, an der das Kopfende Ihres Bettes steht. Halten Sie gegebenenfalls Abstand zu dieser Wand.

Wasserbett, beheizbar

Die Heizung zum Bettvorwärmen

Beheizbare Wasserbetten sind im Prinzip ein riesiger Topf mit einem leistungsstarken Tauchsieder darin. Da das elektrische Erhitzen von Wasser sehr viel Energie verschlingt, sollten Sie diese Heizung so selten wie möglich benutzen. Benutzen Sie statt dessen eine Wärmflasche.
● Wenn Sie auf die Heizung Ihres Wasserbettes nicht verzichten möchten, sollten Sie die Heizung wegen der starken Felder nur zum Vorwärmen benutzen und ausschalten, wenn Sie ins Bett gehen.

Wasserboiler, elektrisch

Die Heizspirale eines elektrischen Warmwasserspeichers gibt im Prinzip starke Felder ab. Wenn Sie richtig installiert wurden, sind solche Boiler allerdings geerdet und verhindern eine Ausbreitung elektrischer Felder. Durch geschickte Anordnung der Heizspiralen lassen sich auch die Magnetfelder auf ein erträgliches Maß verringern.
● Schalten Sie den Boiler nachts ab; das spart Strom, weil das Wasser nicht ständig auf hoher Temperatur gehalten werden muß, das einmalige Wiederaufheizen am Morgen verbraucht weniger Energie. Eine Abschirmung vor magnetischen Feldern ist nur dann nötig, wenn der Boiler direkt hinter der Wand montiert ist, an der das Kopfende Ihres Bettes steht und Sie Ihre Schlafposition nicht verändern können.

Boiler nachts ausschalten

Zahnbürste, elektrisch

Laut einem Bericht der Stiftung Warentest sind elektrische Zahnbürsten, was die Reinigungswirkung angeht, manuellen Zahnbürsten unterlegen. Ansonsten gibt es keinen Grund, auf eine elektrische Zahnbürste zu verzichten. Wegen des kurzen Gebrauchs und der geringen elektrischen und magnetischen Felder können Sie die Bürste ohne Sorge benutzen.

Zum Nachschlagen

Bücher, die weiterhelfen

Katalyse e.V. (Hrsg.), *Elektro-smog*, C. F. Müller Verlag, Heidelberg.
König, Herbert L., Folkerts, Enno, *Elektrischer Strom als Umweltfaktor*, Pflaum Verlag, München.
Leitgeb, N., *Strahlen, Wellen, Felder,* Thieme/dtv, München.
Neitzke, van Capelle, u. a., *Risiko Elektrosmog?*, Birkhäuser, Basel.

Adressen, die weiterhelfen

Arbeitskreise und Initiativen
Arbeitsgemeinschaft »Leiden unter Spannung«, Heinz Steinig, Badener Straße 23, 65824 Schwalbach.
Arbeitsgemeinschaft Ökologi-scher Forschungsinstitute e.V., Im Energie- und Umwelt Zentrum, 31832 Springe/ Eldagsen.
Bundesverband gegen Elektro-smog e.V., Klosterstraße 9, 65391 Lorch.
Bundesverband Verbraucher Initiative e.V., Breite Straße 51, 53111 Bonn.

Hauptberatungsstelle für Elektrizitätsanwendung e.V. VDEW, Abteilung Information, Stresemannallee 23, 60596 Frankfurt am Main.
Selbsthilfe-Verein für Elektro-sensible, Elsbeth Schroeder, Oberbrunnerstraße 1, 81475 München.

Institute und Forschungs-gemeinschaften
ECOLOG – Institut für sozial-ökologische Forschung und Bildung, Nieschlagstraße 26, 30449 Hannover.
Deutsche Gesellschaft für Medizinische Physik, Postfach 180180, 50504 Köln.
Forschungsgemeinschaft Funk e.V., Bonn-Center HI 301, Bundeskanzlerplatz, 53113 Bonn.
Institut für Elektro- und Bio-medizinische Technik, Prof. Dr. N. Leitgeb, Technische Universität Graz, A-8010 Graz.
Internationale Gesellschaft für Elektrosmog-Forschung (IGEF), Wulf-Dietrich Rose, Prama-weg 45, A-6353 Going am Wilden Kaiser.
KATALYSE Umweltinstitut, Arbeitsbereich Elektrosmog, Mauritiuswall 24–26, 50676 Köln.

Medizinische Baubiologie und
Umweltanalytik, Wolfgang
Maes, Schorlemerstraße 87,
41464 Neuss.
Medizinische Universität
Lübeck, Dr. L. v. Klitzing,
Ratzeburger Allee 160,
23562 Lübeck.

Messung und Gutachten
TÜV Rheinland e.V., Am
Grauen Stein/Konstantin-
Wille-Straße 1, 51105 Köln.

Staatliche Institutionen
Bundesamt für Strahlenschutz
(BfS), Referat Öffentlich-
keitsarbeit, Postfach 100149,
38201 Salzgitter.
BfS – Institut für Strahlen-
hygiene, Prof. Dr. H. J.
Bernhardt, R. Matthes,
Ingolstädter Landstraße 1,
85764 Oberschleißheim.
GSF-Forschungszentrum für
Umwelt und Gesundheit
GmbH, Abteilung Öffent-
lichkeitsarbeit, Ingolstädter
Landstraße 1,
85764 Oberschleißheim.

**Betreiber und Industrie-
verbände**
Deutsche Telekom Mobilfunk
GmbH (DeTe Mobil),
Dreizehnmorgenweg 13–15,
53175 Bonn.
Informationszentrale der Elek-
trizitätswirtschaft e.V. (IZE),
Postfach 700561,
60555 Frankfurt am Main.
Mannesmann Mobilfunk
GmbH, Abteilung Öffentlich-
keitsarbeit, Am Seestern 1,
Postfach 110846,
40543 Düsseldorf.
Verband Deutscher Elektro-
techniker (VDE),
Stresemannallee 15,
60596 Frankfurt am Main.

Abschirmmaßnahmen
BIOLOGA, Hans Reichner,
Hirschweg 17, 78476 Hegne.

Rechtsbeistand
Rechtsanwalt W. Krahn-Zembol,
Kastanienweg 8,
21385 Amelinghausen.

Sachregister

Impressum

© 1997 Gräfe und Unzer
Verlag GmbH, München
Alle Rechte vorbehalten.
Nachdruck, auch auszugs-
weise, sowie Verbreitung
durch Film, Funk und Fernse-
hen, durch fotomechanische
Wiedergabe, Tonträger und
Datenverarbeitungssysteme
jeder Art nur mit schriftlicher
Genehmigung des Verlages.

Redaktion:
Friedrich Bohlmann
Lektorat: Dr. Dörte Otten
Layout und Umschlaggestal-
tung: Heinz Kraxenberger
Herstellung:
BuchHaus Gigler GmbH
Lithos: Fotolito Longo,
I-Frangart
Druck: Appl, Wemding
Bindung: Sellier, Freising

Printed in Germany

ISBN 3-7742-3949-5

Auflage	4.	3.	2.	1.
Jahr	2000	1999	98	97